高职高专教育"十四五"规划教材
21世纪应用型人才培养示范教材

职业安全与危害防护

主　编　李光跃　王　静　孙　静

燕山大学出版社
·秦皇岛·

图书在版编目(CIP)数据

职业安全与危害防护/李光跃,王静,孙静主编. —秦皇岛:燕山大学出版社,2024. 5
ISBN 978-7-5761-0675-6

Ⅰ. ①职… Ⅱ. ①李… ②王… ③孙… Ⅲ. ①职业危害-防护 Ⅳ. ①R135

中国国家版本馆 CIP 数据核字(2024)第 086746 号

职业安全与危害防护

ZHIYE ANQUAN YU WEIHAI FANGHU

李光跃　王　静　孙　静　主编

出 版 人:陈　玉

责任编辑:朱红波　　**策划编辑**:朱红波

责任印制:吴　波　　**封面设计**:沐图品牌策划设计

出版发行:燕山大学出版社　　**电　　话**:0335-8387555

地　　址:河北省秦皇岛市河北大街西段 438 号　　**邮政编码**:066004

印　　刷:涿州汇美亿浓印刷有限公司　　**经　　销**:全国新华书店

开　　本:787mm×1092mm　1/16　　**印　　张**:12. 25

版　　次:2024 年 5 月第 1 版　　**印　　次**:2024 年 5 月第 1 次印刷

书　　号:ISBN 978-7-5761-0675-6　　**字　　数**:268 千字

定　　价:42. 80 元

本书编写人员

主　　编　李光跃（山东药品食品职业学院）
　　　　　王　静（山东药品食品职业学院）
　　　　　孙　静（莱芜职业技术学院）
副 主 编　李晓舟（西北农林科技大学）
　　　　　孙　强（山东省食品药品审评查验中心）
　　　　　郭统山（山东新华制药股份有限公司）
　　　　　张　涛（山东齐都药业有限公司）
参编人员　（排名不分先后）
　　　　　许莹莹（山东药品食品职业学院）
　　　　　宋晓磊（山东药品食品职业学院）
　　　　　吴广凯（山东药品食品职业学院）
　　　　　李　伟（山东药品食品职业学院）
　　　　　蔡田成（山东药品食品职业学院）
　　　　　路克鹏（山东药品食品职业学院）
主　　审　景大为（山东药品食品职业学院）
　　　　　张一帆（山东药品食品职业学院）

前言
PREFACE

习近平总书记多次强调,要“坚持把人民群众生命安全和身体健康放在第一位”。确保人民群众生命安全和身体健康,是我们党治国理政的一项重大任务。发展的前提是安全,要全面加强安全生产工作,走切合实际的安全发展路子。对于企业来说,员工的安全意识的树立和安全知识的掌握对于生产安全至关重要;安全意识是在安全知识学习的基础上树立的,学生在进入社会之前,大学校园是传授安全生产知识的重要场所。

本书内容的选择紧密联系企业生产岗位和社会实践,邀请企业专家,将企业生产中常见危险源的相关知识纳入学习体系中。为了使学习者更好地接受学习,本书采用“以项目为导向、任务驱动”的编写模式,并设置了对应的实训项目,引入了虚拟仿真资源,通过虚实结合、学训交替的方式,培养学生的实践操作能力。

本书由李光跃整体设计、起草、统稿。全书有八个项目,八个实训。项目一由李光跃与孙静编写,项目二由王静编写,项目三由路克鹏编写,项目四由郭统山与孙静编写,项目五由孙强编写,项目六由宋晓磊编写,项目七由许莹莹编写,项目八由蔡田成编写;实训项目一、二由李晓舟编写,实训项目三由李伟编写,实训项目四、五由张涛编写,实训项目六由李光跃编写,实训项目七由孙静编写,实训项目八由吴广凯编写。

本书由山东药品食品职业学院与山东新华制药股份有限公司等单位校企合作编撰。山东药品食品职业学院景大为、张一帆主审。

本书可以用于医药化工类中职、高职院校安全生产实训或是用作专业基础课程教材,也可以用作医药化工企业新入职员工安全生产培训教材。

由于编者水平有限,书中难免有不当之处,敬请广大读者和专家批评指正。

编　者

2024 年 2 月

目录
CONTENTS

项目一　安全与健康 …… 1

任务一　职业安全管理 …… 2
任务二　安全生产管理 …… 4
任务三　医药安全生产法律法规 …… 8
任务四　医药生产企业安全管理措施 …… 15
任务五　安全标志 …… 19
目标检测 …… 22

项目二　职业卫生及防护 …… 23

任务一　职业卫生 …… 24
任务二　职业健康保护 …… 27
目标检测 …… 36
实训项目一　安全帽的佩戴 …… 37
实训项目二　防毒面具的佩戴 …… 39

项目三　危险化学品 …… 44

任务一　危险化学品分类与特性 …… 45
任务二　危险化学品的管理控制 …… 67
目标检测 …… 70
实训项目三　化学灼伤现场救护 …… 71

项目四　防火防爆安全管理 …… 73

任务一　燃烧与爆炸基础知识 …… 74
任务二　火灾爆炸危险性分析 …… 80
任务三　防火防爆技术 …… 82
任务四　消防安全 …… 89
任务五　初起火灾的扑救 …… 96
目标检测 …… 98
实训项目四　消防器材的使用 …… 99
实训项目五　身体起火的自救 …… 102

项目五　机械设备安全技术 …… 104

任务一　机械安全基础知识 …… 105

任务二　特种设备安全技术 …… 109
任务三　医药企业常见设备安全 …… 115
目标检测 …… 125
实训项目六　扭伤的现场救护 …… 126

项目六　电气安全技术 …… 128

任务一　电气安全管理技术 …… 129
任务二　静电防护技术 …… 138
任务三　雷电防护技术 …… 140
任务四　电气防爆 …… 143
目标检测 …… 146
实训项目七　低压触电摆脱方法 …… 147
实训项目八　触电后的现场急救 …… 149

项目七　环境安全 …… 152

任务一　环境保护概述 …… 153
任务二　废水的综合治理 …… 155
任务三　废气的综合治理 …… 162
任务四　废渣的综合治理 …… 164
目标检测 …… 165

项目八　实验室安全 …… 166

任务一　实验室安全管理制度及规定 …… 167
任务二　实验室应急应变指南 …… 171
目标检测 …… 174

参考文献 …… 175
附录 …… 176

项目一
安全与健康

知识目标

1. 掌握医药安全生产法律法规。
2. 熟悉安全色和安全标志。
3. 熟悉医药企业安全管理措施。

能力目标

1. 能按照安全生产法律法规明确劳动者的责任和权利。
2. 能正确识别安全标志。
3. 能按照安全管理措施约束自己的行为。

思政目标

1. 培养学生“安全至上,生态和谐”意识。
2. 使学生能够做到“四不伤害”,培养团队协作意识。
3. 培养学生树立正确的价值观,加强法律法规学习。

引文

安全与健康是人们生活、工作中至关重要的话题。无论是个人的安全与健康,还是社会的安全与健康,我们都需要重视。

安全是社会稳定的基石,只有在安全的环境中,社会才能够保持秩序和谐,避免各种社会问题和冲突的发生。安全也是个人生活的基石,它直接关系到个人的生命和财产安全。只有在安全的环境中,个人才能够充分发掘自己的潜力,追求自己的理想和目标。

健康是个人生活的基础。只有身体健康的个人才能够充满活力地工作和生活、追求自己的理想和目标、实现个人的自我价值。只有健康的劳动力才能够更好地为社会创造财富和价值,推动社会的发展和进步。健康同样是减轻社会负担的重要因素。只有健康的人群才能够减少社会医疗资源的消耗,降低社会的医疗成本。健康也是社会和谐的基础。只有健康的人群才能够更好地参与社会活动,增强社会凝聚力和向心力。

安全和健康对于个人和社会的重要性不可忽视。只有在安全和健康的环境中,个人才能够充分发掘自己的潜力,实现个人的自我价值;只有在安全和健康的环境中,社会才能够保持稳定和和谐,才能实现繁荣和进步。

我国的安全生产方针是“安全第一,预防为主,综合治理”,安全生产是一切工作的基础、前提。以人为本,安全第一,保护广大劳动者的生命健康权益,加强企业安全管理以及环境保护,防止和减少生产安全事故发生,保障劳动者在生产过程中的安全与健康是我国的一项基本国策。

医药化工行业是我国国民经济的重要组成部分,对于保护和增进人民健康、提高生活质量,以及促进经济发展和社会进步均具有十分重要的作用。但我们不能忽视医药化工生产过程中所需原料和中间体很多具有易燃性、易爆性、腐蚀性、毒性等特点,如果在生产、运输、存储、使用、废弃等阶段不了解原辅料性质,没有做好针对性的预防措施,就会增加事故发生的概率,有可能导致人员受伤、厂房破坏、环境污染等不良后果;在生产过程中常伴随着电气、机械、高温、辐射和微生物等方面的危险因素,这些也是导致职业危害发生的常见因素。因此,要学习并掌握安全生产和职业健康保护知识与技能,正确识别工作环境中的危险因素,控制各种物的不安全状态,规范工作行为,消除各类违章操作、违反劳动纪律等不安全行为,保障自身生命健康和国家财产安全以及社会环境稳定,促进社会和谐健康发展。

任务一　职业安全管理

知识平台

习近平总书记在党的二十大报告中强调,人民健康是民族昌盛和国家强盛的重要标志,要把保障人民健康放在优先发展的战略位置,完善人民健康促进政策。我国就业人口近8亿,多数劳动者职业生涯超过其生命周期的1/2。全方位全周期保障人民健康,首先是职业人群要健康,没有职业人群健康,就不可能有全民健康。实施职业健康保护行动是全面推进健康中国建设的必然要求,是推动经济社会高质量发展的必然要求,是全面建设社会主义现代化国家的必然要求。

一、我国职业健康发展历程

伴随着新中国的成长,我国的职业健康事业从无到有、蓬勃发展,为保护劳动者健康和促进国民经济发展作出了重要贡献。在党和政府的坚强领导下,我们正在开创职业健康的新局面。党和政府十分重视劳动者的身体健康,科学工作者和专业人员为此做了大量工作,取得了举世瞩目的成绩，主要包括以下几个方面。

1. 建立了完整的学科体系

国家很早就在重点医学院校设立了劳动卫生学（后称职业卫生或职业健康）学科，先后建立了本科生和研究生培养制度，开发了相应的教材，培养了大批专业技术人员，引领学科的发展。

2. 建立健全了职业健康和职业病防治机构体系

在各级行政机构和大型企业设置了主管职业健康和职业病防治的机构，结合我国实际情况，进行了大量调查、培训、评价和防护工作，并对劳动者实施健康监护，对职业病患者及时进行诊断、治疗。

3. 完善了职业健康管理体系，使职业健康工作走上法治轨道

20 世纪是职业健康全面走向法治的世纪，我国在新中国成立初期即制定了国家劳动卫生标准和职业病名单，之后不断补充和修订，形成了包括工作场所的接触限值、测量方法、监督管理以及职业病诊断、治疗和劳动能力鉴定等在内的一系列标准，并在 21 世纪初颁布了《中华人民共和国职业病防治法》，使我国的职业健康工作走上了法治轨道。

4. 广泛开展科学研究

长期以来，我国科学工作者结合生产劳动中存在的职业健康问题和国际职业健康研究的情况，对许多重大问题进行了深入细致的科学研究，从大样本流行病调查到分子生物学研究，从工作场所有害因素控制到职业病诊治，从法规制定到监督管理，使我国科学研究水平和解决实际问题的能力不断提高，有些领域已经处在国际前沿。

二、我国职业健康工作取得显著成效

党的十八大以来，我国职业健康事业快速发展，职业病防治工作取得显著成效。一是法规标准体系和监管体制机制不断完善。全国人大常委会先后三次修订《职业病防治法》，目前已经形成较为完善的法律法规和标准体系。2018 年，国家机构改革整合职业健康监管职责，进一步理顺了监管体制，建立了国家、省、市、县四级职业病防治工作协调机制，形成了工作合力。二是重点行业专项治理持续推进。组织开展尘肺病防治攻坚行动，实现了“摸清底数，加强预防，控制增量，保障存量”的工作目标。在矿山、冶金、建材等重点行业开展职业病危害专项治理，督促企业改进生产工艺，淘汰落后技术，完善防护设施，加强个人防护，作业环境和劳动条件得到明显改善。三是技术支撑能力显著提升。落实“放管服”改革要求，优化技术服务机构审批程序，加强技术支撑机构建设规划布局和能力建设，基本形成了职业病监测评估、职业病危害工程防护、职业病诊断救治康复及专业技术服务相结合的技术支撑网络。四是风险监测评估工作不断加强。将职业病防治纳入基本公共卫生服务项目，将全部职业病病种纳入职业病及危害因素监测范围。基本摸清了全国工业企业职业病危害总体状况和职业性尘肺病患者生存及保障情况。推动建立了风险监测、精准监管、及时整改、持续

改进的工作机制。五是职业健康保护行动全面开展。大力开展《职业病防治法》宣传周等宣教活动,营造浓厚的职业健康文化氛围。

三、我国职业健康工作未来重点

党的二十大报告指出,要加快构建全民健康保障体系,推动医疗卫生事业发展。这意味着我们要全面提高医疗服务水平,提供全方位的医疗保障,为人民群众提供更加便捷、高效的医疗服务。

推动修订《职业病防治法》和《职业病分类和目录》等法律法规和政策,进一步加强职业卫生和放射卫生标准建设。将职业健康工作融入深化医疗改革、全民健康保障工程等政策,进行协同推进和组织实施。会同有关部门综合运用金融、社保等政策措施,调动用人单位的积极性做好职业健康工作,形成齐抓共管的工作合力。

改善劳动条件。以粉尘、化学毒物、噪声和辐射等危害严重的行业领域为重点,持续开展职业病危害因素监测和专项治理,加大监管执法力度,推动健康企业建设,强化对传统职业病危害的源头防控,加强职业活动中新兴危害的辨识评估和防控。

加强基层监管队伍建设,加大职业健康检测评价、工程防护、诊断救治等技术人才培养力度,健全职业病防治技术支撑体系和职业病诊断救治康复网络。加强职业健康科技创新,大力推广先进适用新材料、新技术、新工艺和新装备。加强信息化建设,实现职业健康信息互联互通、共建共享、综合利用。

任务二　安全生产管理

知识平台

一、安全与安全生产

安全即无危则安,无缺则全,具体指人们能够承受的危险程度,这种危险程度不会对人造成伤害。

安全生产是指在生产经营活动过程中,为避免发生造成人员伤害和财产损失的事故而采取的相应预防和控制措施,以保证从业人员的人身安全和健康,保证生产经营活动得以顺利进行的相关活动。

安全生产工作的宗旨是安全与生产的统一。其核心是安全促进生产,生产必须安全;其目的是保护劳动者在生产过程中的安全与健康,维护并促进企业的生产和发展。

我国经过长期的安全生产管理实践与经验总结,提出“安全第一、预防为主、综合治理”的安全生产方针和“企业负责、行业管理、国家监察、群众监督、劳动者遵章守纪”的安全生产管理体制。

二、事故与危险

1. 事故

事故主要是指造成人员伤亡、职业病、财产损失或者其他损失的意外事件。在我国工伤事故统计中,工伤事故分为20类。

▶▶知识链接

工伤事故分类

按照《企业职工伤亡事故分类标准》(GB 6441—1986),工伤事故分为20类:物体打击、车辆伤害、机械伤害、起重伤害、触电、淹溺、灼烫、火灾、高处坠落、坍塌、冒顶片帮、透水、放炮、火药爆炸、瓦斯爆炸、锅炉爆炸、容器爆炸、其他爆炸、中毒和窒息、其他伤害。

2. 危险源

安全是相对的,危险是绝对的。

根据系统安全工程的观点,危险是指系统中存在导致发生不期望后果的可能性超过了人们的承受程度。

危险源是指可能造成人身伤害、疾病、财产损失、作业环境破坏或这些情况组合的根源或状态。实际生产过程中,危险有害因素种类繁多,非常复杂。根据危险因素在事故发生、发展中的作用,把其分为两大类,即第一类危险源和第二类危险源。第一类危险源是指系统中存在、可能发生意外释放的能量或危险物质。比如高处作业的势能、带电导体上的电能、行驶车辆的动能、噪声的声能、激光的光能、高温作业及剧烈反应工艺装置的热能等。第二类危险源是指导致能量或危险物质约束或限制措施破坏或失效的各种因素。广义上包括人的不安全行为、物的不安全状态、环境不良以及管理缺陷四个方面(人的不安全行为、物的不安全状态的具体内容可扫描二维码查看)。与人有关的危险因素集中表现为“三违”,即违章指挥、违章作业、违反劳动纪律。与物有关的危险因素主要存在于危险的工艺过程、施工机械运行过程和物料等中。与环境有关的危险因素主要是指作业环境中的温度、湿度、噪声、振动、照明或通风换气等方面的问题。与管理有关的危险因素主要表现为管理缺陷,如制度不健全、责任不分明、有法不依、安全教育不够、处罚不严、安全技术措施不全面、安全检查不够等。

在企业安全管理工作中,第一类危险有害因素客观上已经存在,并且在设计、建设时已经采取了必要的控制措施,因此,企业安全工作的重点是对第二类危险有害因素的控制问题。第二类危险有害因素决定了事故发生的可能性,它是第一类危险有害因素导致事故的必要条件。

人的不安全行为

物的不安全状态

在《生产过程危险和有害因素分类与代码》(GB/T 13861—2022)中，按可能导致生产过程中危险和有害因素的性质，将生产过程危险和有害因素分为四大类，分别是“人的因素”“物的因素”“环境因素”和“管理因素”。

(1)人的因素：指在生产活动中，来自人员自身或人为性质的危险和有害因素，包括心理、生理性危险和有害因素，如负荷超限、健康状况异常、从事禁忌作业、心理异常、辨识功能缺陷等；行为性危险和有害因素，如指挥错误、操作错误、监护失误等。

(2)物的因素：指机械、设备、设施、材料等方面存在的危险和有害因素，包括物理性危险和有害因素，如设备、设施、工具、附件缺陷，防护缺陷，电危害，噪声，振动危害，电离辐射，非电离辐射，运动物危害，明火，高温物质，低温物质，信号缺陷，标志标识缺陷，有害光照，信息系统缺陷等；化学性危险和有害因素，如理化危险、健康危险等；生物性危险和有害因素，如致病微生物、传染病媒介物、致害动物、致害植物等。

(3)环境因素：指生产作业环境中的危险和有害因素，包括室内作业场所环境不良，如室内地面滑，室内作业场所狭窄，室内作业场所杂乱，室内地面不平，室内梯架缺陷，地面、墙和天花板上的开口缺陷，房屋基础下沉，室内安全通道缺陷，房屋安全出口缺陷，采光照明不良，作业场所空气不良，室内温度、湿度、气压不适，室内给、排水不良，室内涌水等；室外作业场地环境不良，如恶劣气候与环境，作业场地和交通设施湿滑，作业场地狭窄，作业场地杂乱，作业场地不平，交通环境不良，脚手架、阶梯和活动梯架缺陷，地面及地面开口缺陷，建(构)筑物和其他结构缺陷，门和周界设施缺陷，作业场地地基下沉，作业场地安全通道缺陷，作业场地安全出口缺陷，作业场地光照不良，作业场地空气不良，作业场地温度、湿度、气压不适，作业场地涌水，排水系统故障等；地下(含水下)作业环境不良，如隧道/矿井顶板或巷帮缺陷、隧道/矿井作业面缺陷、隧道/矿井底板缺陷、地下作业面空气不良、地下火、冲击地压(岩爆)、地下水、水下作业供氧不当等；其他作业环境不良，如强迫体位、综合性作业环境不良等。

(4)管理因素：指管理和管理责任缺失所导致的危险和有害因素，包括职业安全卫生管理机构设置和人员配备不健全、职业安全卫生责任制不完善或未落实、职业安全卫生管理制度不完善或未落实、职业安全卫生投入不足、应急管理缺陷、其他管理因素缺陷等。

▶▶知识链接

事故致因理论——海因里希事故法则

事故致因理论很多，有海因里希因果连锁理论、能量意外释放理论、系统安全理论和轨道交叉理论，其中海因里希因果连锁理论最为重要，简称“海因里希事故法则”或“海因法则”。

1931 年，该理论被美国工业安全专家赫伯特·威廉·海因里希（Herbert William Heinrich）在《工业事故预防》中提出，认为：事故的发生总是有原因和征兆的，比如人员伤亡的发生是事故的结果，事故发生的原因是人的不安全行为或物的不安全状态，人的不安全行为或物的不安全状态是由于人的缺点造成的，人的缺点是由于不良环境诱发或者是由先天的遗传因素造成的。因此，遗传及社会环境、人的缺点、人的不安全行为或物的不安全状态五因素，孕育了事故的苗子，要消除“事故苗子”，重点就是防止人的不安全行为，消除机械的或物的不安全状态，中断事故连锁的进程，避免事故的发生。

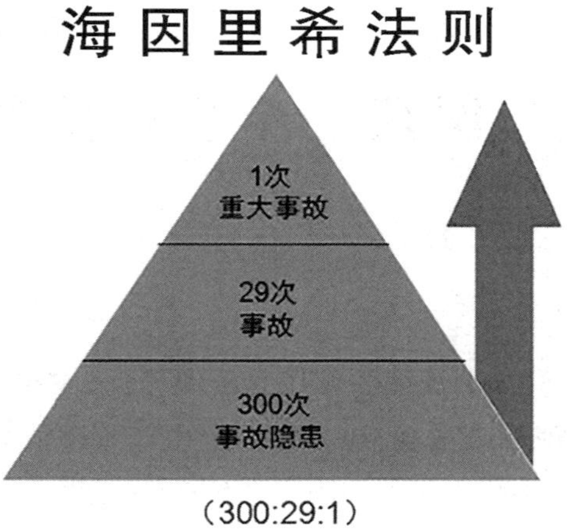

海因里希法则

1次
重大事故

29次
事故

300次
事故隐患

（300:29:1）

海因里希通过分析 10 万多次事故的发生概率，提出300：29：1 法则，即“事故金字塔理论”。就是说在 330 起意外事故隐患中有 300 起为隐患，29 起为轻伤或故障，另外还有 1 起为重伤或死亡事故。

该法则强调两点：一是事故的发生是量的积累的结果；二是再先进的技术、再规范的管理，在实际操作中也无法取代人自身的素质和责任心。

3. 生产安全事故等级

《生产安全事故报告和调查处理条例》（中华人民共和国国务院令第 493 号）中，根据生产安全事故造成的人员伤亡或者直接经济损失，将事故一般分为以下等级：

（1）特别重大事故是指造成 30 人以上死亡，或者 100 人以上重伤（包括急性工业中毒，

下同),或者1亿元以上直接经济损失的事故;

(2)重大事故是指造成10人以上30人以下死亡,或者50人以上100人以下重伤,或者5 000万元以上1亿元以下直接经济损失的事故;

(3)较大事故是指造成3人以上10人以下死亡,或者10人以上50人以下重伤,或者1 000万元以上5 000万元以下直接经济损失的事故;

(4)一般事故是指造成3人以下死亡,或者10人以下重伤,或者1 000万元以下直接经济损失的事故。

4. 安全投入

安全的本质是防止事故,消除危险有害因素。因此,企业在经济效益大增的同时,要增大安全生产的投入,完善安全生产条件,提高安全投入与产出,加强安全管理,最大限度规避与减少生产事故的发生。

安全投入是指投入安全活动的一切人力、物力和财力的总和。包括对人员的安全教育及培训、劳动防护及保健费用、事故援救及预防、事故伤亡人员的救治花费、对生产设施设备技术等的投入等。

任务三　医药安全生产法律法规

知识平台

我国的安全生产和环保管理的法律法规按立法主体、法律效力的不同,分为宪法、安全生产管理法律、安全生产管理行政法规、地方性安全生产管理法规、安全生产管理规章等。2002年,我国颁布了第一部《中华人民共和国安全生产法》,截至2021年先后进行了三次修正。2015年颁布了新的《中华人民共和国环境保护法》,2018年发布了修订的《中华人民共和国职业病防治法》。除此之外,具有代表性的法规还有《中华人民共和国安全劳动法》《中华人民共和国消防法》《工伤保险条例》《企业职工伤亡事故报告和处理规定》《国务院关于特大安全事故行政责任追究的规定》等;涉及安全的法规性文件和部门规章还有《国务院关于进一步加强企业安全生产工作的通知》《安全生产违法行为行政处罚办法》《劳动防护用品监督管理规定》以及地方性法规《山东省安全生产条例》等。

一、《中华人民共和国安全生产法》

2002年6月29日第九届全国人民代表大会常务委员会第二十八次会议通过了《中华人民共和国安全生产法》(以下简称《安全生产法》)。根据2009年8月27日第十一届全国人民代表大会常务委员会第十次会议《关于修改部分法律的决定》进行了第一次修正。根据2014年8月31日第十二届全国人民代表大会常务委员会第十次会议《关于修改〈中华人民共和国安全生产法〉的决定》进行了第二次修正。根据2021年6月10日第十三届全国人民代表大会常务委员会第二十九次会议《关于修改〈中华人民共和国安全生产法〉的决定》进行了第三次修正。内容涉及7章119条,包括总则、生产经营单位的安全生产保障、从业人员的安全生产权利义务、安全生产的监督管理、生产安全事故的应急救援与调查处理、法律责任、附则。

《安全生产法》的制定旨在加强安全生产工作,防止和减少生产安全事故,保障人民群众生命和财产安全,促进经济社会持续健康发展。

此法明确了适用范围:在中华人民共和国领域内从事生产经营活动的单位(以下统称生产经营单位)的安全生产,适用本法;有关法律、行政法规对消防安全和道路交通安全、铁路交通安全、水上交通安全、民用航空安全以及核与辐射安全、特种设备安全另有规定的,适用其规定。

1. 完善安全生产工作原则要求

(1)明确了党的领导

第三条明确了"安全生产工作坚持中国共产党的领导",这是贯彻党的十九届五中全会精神的重要体现,是安全生产工作的基本原则,有利于统筹推进安全生产系统治理,大力提升我国安全生产整体水平。

(2)贯彻新理念新思想

第三条中同样明确了"以人为本,坚持人民至上、生命至上,把保护人民生命安全摆在首位,树牢安全发展理念,坚持安全第一、预防为主、综合治理的方针,从源头上防范化解重大安全风险"。

(3)明确了三个必须

"安全生产工作实行管行业必须管安全、管业务必须管安全、管生产经营必须管安全。"明确了各方的安全生产责任,建立了较为完善的责任体系。

2. 强化企业主体责任

(1)建立健全全员安全生产责任制

在第五条、二十一条、二十二条中明确了生产经营单位应当建立健全全员安全生产责任制和安全生产规章制度,明确生产经营单位的主要负责人是本单位安全生产第一责任人,其他负责人对职责范围内的安全生产工作负责。

(2)加强安全生产预防措施

在第四条中提到,"构建安全风险分级管控和隐患排查治理双重预防机制,健全风险防范化解机制"。

(3)健全安全生产责任保险制度

在第五十二条中提到,"生产经营单位与从业人员订立的劳动合同,应当载明有关保障从业人员劳动安全、防止职业危害的事项，以及依法为从业人员办理工伤保险的事项。生产经营单位不得以任何形式与从业人员订立协议，免除或者减轻其对从业人员因生产安全事故伤亡依法应承担的责任”。

(4)对新问题、新风险的防范应对手段更加丰富

在第四十九条中提到，“矿山、金属冶炼建设”等行业施工单位应加强安全管理，不得非法转让施工资质，不得违法分包转包。

3. 加大了处罚力度

(1)处罚数额变大

第九十二条、九十四条、九十五条、九十六条、九十七条、九十八条相较于修正之前所对应的条款，处罚金额都有了上浮或是新增。

(2)处罚方式更严

新增的第一百一十二条中提到，“生产经营单位违反本法规定，被责令改正且受到罚款处罚，拒不改正的，负有安全生产监督管理职责的部门可以自作出责令改正之日的次日起，按照原处罚数额按日连续处罚”。

(3)处罚方式更广

在第九十九条中新增加了“关闭、破坏直接关系生产安全的监控、报警、防护、救生设备、设施，或者篡改、隐瞒、销毁其相关数据、信息的，责令限期改正，处五万元以下的罚款；逾期未改正的，处五万元以上二十万元以下的罚款，对其直接负责的主管人员和其他直接责任人员处一万元以上二万元以下的罚款；情节严重的，责令停产停业整顿；构成犯罪的，依照刑法有关规定追究刑事责任”。

4. 加强了保障制度

(1)加强监督管理信息化建设

第七十九条中提到，“国务院应急管理部门牵头建立全国统一的生产安全事故应急救援信息系统，国务院交通运输、住房和城乡建设、水利、民航等有关部门和县级以上地方人民政府建立健全相关行业、领域、地区的生产安全事故应急救援信息系统，实现互联互通、信息共享，通过推行网上安全信息采集、安全监管和监测预警，提升监管的精准化、智能化水平”。

(2)完善事故调查后的评估制度

第八十六条中明确了对事故整改和防范措施落实的时间，“负责事故调查处理的国务院有关部门和地方人民政府应当在批复事故调查报告后一年内，组织有关部门对事故整改和防范措施落实情况进行评估，并及时向社会公开评估结果；对不履行职责导致事故整改和防范措施没有落实的有关单位和人员，应当按照有关规定追究责任”。

(3)增加安全生产公益诉讼制度

第七十四条中提到，“因安全生产违法行为造成重大事故隐患或者导致重大事故，致使国家利益或者社会公共利益受到侵害的，人民检察院可以根据民事诉讼法、行政诉讼法的相

关规定提起公益诉讼”。

二、《中华人民共和国消防法》

《中华人民共和国消防法》(以下简称《消防法》)于 1998 年 4 月 29 日在第九届全国人民代表大会常务委员会第二次会议上通过,历经 2008 年修订,2019 年、2021 年两次修正。本法共 7 章 74 条,包括总则、火灾预防、消防组织、灭火救援、监督检查、法律责任、附则。

在总则中提到了本法的制定目的是预防火灾和减少火灾危害,加强应急救援工作,保护人身、财产安全,维护公共安全。

消防工作贯彻预防为主、防消结合的方针,按照政府统一领导、部门依法监管、单位全面负责、公民积极参与的原则,实行消防安全责任制,建立健全社会化的消防工作网络。

2021 年 4 月 29 日,第十三届全国人民代表大会常务委员会第二十八次会议通过了修改《中华人民共和国消防法》的决定,自公布之日起施行。修改的主要内容如下。

1. 公众聚集场所投入使用、营业前消防安全检查实行告知承诺管理

将第十五条修改为:“公众聚集场所投入使用、营业前消防安全检查实行告知承诺管理。公众聚集场所在投入使用、营业前,建设单位或者使用单位应当向场所所在地的县级以上地方人民政府消防救援机构申请消防安全检查,作出场所符合消防技术标准和管理规定的承诺,提交规定的材料,并对其承诺和材料的真实性负责。”

“消防救援机构对申请人提交的材料进行审查;申请材料齐全、符合法定形式的,应当予以许可。消防救援机构应当根据消防技术标准和管理规定,及时对作出承诺的公众聚集场所进行核查。”

“申请人选择不采用告知承诺方式办理的,消防救援机构应当自受理申请之日起十个工作日内,根据消防技术标准和管理规定,对该场所进行检查。经检查符合消防安全要求的,应当予以许可。”

“公众聚集场所未经消防救援机构许可的,不得投入使用、营业。消防安全检查的具体办法,由国务院应急管理部门制定。”

以上规定意味着单位在公众聚集场所投入使用、营业前可选择两种审批方式。该条的修改贯彻落实了中办、国办《关于深化消防执法改革的意见》中“简政放权、便民利企”的基本原则,以及国务院“放管服”改革的要求,符合国务院办公厅《关于全面推行证明事项和涉企经营许可事项告知承诺制的指导意见》(国办发〔2020〕42 号)的有关精神,既为愿意实行告知承诺制的申请人在缩短行政审批时限上提供便利,又为不愿承诺或无法承诺的申请人保留按照一般程序办理的方式,充分尊重申请人的意愿,保障其自主选择的权利。

2. 消防设施维护保养检测、消防安全评估等消防技术服务机构应当符合从业条件,执业人员应当依法获得相应资格

将第三十四条修改为:“消防设施维护保养检测、消防安全评估等消防技术服务机构应

当符合从业条件，执业人员应当依法获得相应的资格；依照法律、行政法规、国家标准、行业标准和执业准则，接受委托提供消防技术服务，并对服务质量负责。”

该条修改取消消防技术服务机构资质许可，改为符合从业条件。取消了“消防产品质量认证”的表述，将“消防设施检测、消防安全监测”改为“消防设施维护保养检测、消防安全评估”，并取消了资质审批的要求，改为应当符合从业条件。该条的修改贯彻落实了“放管服”改革和消防执法改革的要求，破除了消防监督管理中各种不合理的门槛和限制，有利于发挥市场在资源配置中的决定性作用。

3. 公众聚集场所告知承诺许可后，经核查不合格的予以处罚，逾期不改正的撤销许可

将第五十八条第一款第四项修改为：“（四）公众聚集场所未经消防救援机构许可，擅自投入使用、营业的，或者经核查发现场所使用、营业情况与承诺内容不符的。”

增加一款，作为第二款：“核查发现公众聚集场所使用、营业情况与承诺内容不符，经责令限期改正，逾期不整改或者整改后仍达不到要求的，依法撤销相应许可。”

4. 增加了对消防技术服务机构不符合从业条件和不按标准开展技术服务的处罚

将第六十九条修改为：“消防设施维护保养检测、消防安全评估等消防技术服务机构，不具备从业条件从事消防技术服务活动或者出具虚假文件的，由消防救援机构责令改正，处五万元以上十万元以下罚款，并对直接负责的主管人员和其他直接责任人员处一万元以上五万元以下罚款；不按照国家标准、行业标准开展消防技术服务活动的，责令改正，处五万元以下罚款，并对直接负责的主管人员和其他直接责任人员处一万元以下罚款；有违法所得的，并处没收违法所得；给他人造成损失的，依法承担赔偿责任；情节严重的，依法责令停止执业或者吊销相应资格；造成重大损失的，由相关部门吊销营业执照，并对有关责任人员采取终身市场禁入措施。”

“前款规定的机构出具失实文件，给他人造成损失的，依法承担赔偿责任；造成重大损失的，由消防救援机构依法责令停止执业或者吊销相应资格，由相关部门吊销营业执照，并对有关责任人员采取终身市场禁入措施。”

三、《中华人民共和国职业病防治法》

2001 年 10 月 27 日第九届全国人民代表大会常务委员会第二十四次会议通过了《中华人民共和国职业病防治法》（以下简称《职业病防治法》）；根据 2011 年 12 月 31 日第十一届全国人民代表大会常务委员会第二十四次会议《关于修改〈中华人民共和国职业病防治法〉的决定》进行了第一次修正；根据 2016 年 7 月 2 日第十二届全国人民代表大会常务委员会第二十一次会议《关于修改〈中华人民共和国节约能源法〉等六部法律的决定》进行了第二次修正；根据 2017 年 11 月 4 日第十二届全国人民代表大会常务委员会第三十次会议《关于修改〈中华人民共和国会计法〉等十一部法律的决定》进行了第三次修正；根据 2018 年 12 月 29 日第十三届全国人民代表大会常务委员会第七次会议《关于修改〈中华人民共和国劳动

法〉等七部法律的决定》进行了第四次修正，包括 7 章 88 条。

第一条中提到，为了预防、控制和消除职业病危害，防治职业病，保护劳动者健康及其相关权益，促进经济社会发展，根据宪法，制定本法。

第二条中明确了“本法所称职业病，是指企业、事业单位和个体经济组织等用人单位的劳动者在职业活动中，因接触粉尘、放射性物质和其他有毒、有害因素而引起的疾病。职业病的分类和目录由国务院卫生行政部门会同国务院劳动保障行政部门制定、调整并公布”。职业病及致害因素的详细内容可扫描二维码查看。

职业病及其致害因素

职业病防治工作坚持预防为主、防治结合的方针，建立用人单位负责、行政机关监管、行业自律、职工参与和社会监督的机制，实行分类管理、综合治理。

《职业病防治法》赋予劳动者的权利如下。

1. 知情权

根据《职业病防治法》的规定，产生职业病危害的用人单位，应当在醒目位置设置公告栏，公布有关职业病防治的规章制度、操作规程、职业病危害事故应急救援措施和工作场所职业病危害因素检测结果。对产生严重职业病危害的作业岗位，应当在其醒目位置设置警示标识和中文警示说明。向用人单位提供可能产生职业病危害的设备、化学品、放射性同位素和含有放射性物质的材料的，应当提供中文说明书，并在设备的醒目位置设置警示标识和中文警示说明。《职业病防治法》还规定，用人单位与劳动者订立劳动合同（含聘用合同）时，应当将工作过程中可能产生的职业病危害及其后果、职业病防护措施和待遇等如实告知劳动者，并在劳动合同中写明，不得隐瞒或者欺骗。对从事接触职业病危害的作业的劳动者，用人单位应当组织上岗前、在岗期间和离岗时的职业健康检查，并将检查结果如实告知劳动者。劳动者有权了解工作场所产生或者可能产生的职业病危害因素、危害后果和应当采取的职业病防护措施。

2. 培训权

用人单位应当对劳动者进行上岗前的职业卫生培训和在岗期间的定期职业卫生培训，普及职业卫生知识，督促劳动者遵守职业病防治法律、法规、规章和操作规程，指导劳动者正确使用职业病防护设备和个人使用的职业病防护用品。劳动者应当学习和掌握相关的知识，遵守相关的法律、法规、规章和操作规程，正确使用、维护职业病防护设备和个人使用的职业病防护用品。

3. 拒绝冒险权

根据《职业病防治法》的规定，劳动者有权拒绝在没有职业病防护措施下从事接触职业病危害的作业，有权拒绝违章指挥和强令的冒险作业。用人单位若与劳动者设立劳动合同时，没有将可能产生的职业病危害及其后果等告知劳动者，劳动者有权拒绝从事存在职业病危害的作业，用人单位不得因此解除或者终止与劳动者所订立的劳动合同。

4. 检举、控告权

任何单位和个人有权对违反该法的行为进行检举和控告。对违反职业病防治法律、法规以及危及生命健康的行为提出批评、检举和控告，是《职业病防治法》赋予劳动者的一项职业卫生保护权利。用人单位若因劳动者依法行使检举、控告权而降低其工资、福利等待遇或者解除、终止与其订立的劳动合同，《职业病防治法》明确规定这种行为是无效的。

5. 特殊保障权

未成年人、女职工、有职业禁忌的劳动者，在《职业病防治法》中享有特殊的职业卫生保护的权利。根据《职业病防治法》规定，产生职业病危害的用人单位在工作场所应有配套的更衣间、洗浴间、孕妇休息间等卫生设施。国家对从事放射、高毒等作业实行特殊管理。用人单位不得安排未成年工从事接触职业病危害的作业，不得安排孕期、哺乳期的女职工从事对本人和胎儿、婴儿有危害的作业，不得安排有职业禁忌的劳动者从事其所禁忌的作业。

6. 参与决策权

参与用人单位职业卫生工作的民主管理，对职业病防治工作提出意见和建议，是《职业病防治法》规定的劳动者所享有的一项职业卫生保护权利。劳动者参与用人单位职业卫生工作的民主管理，是由职业病防治工作的特点所决定的，也是确保劳动者权益的有效措施。为了做好职业病防治工作，劳动者应对所在的用人单位的职业病防治管理工作是否符合法律法规规定、是否科学合理等方面，直接或间接地提出意见和建议。

7. 职业健康权

对于从事接触职业病危害作业的劳动者，用人单位除了应组织职业健康检查外，《职业病防治法》还规定了用人单位应为劳动者建立职业健康监护档案，并按照规定的期限妥善保存。对遭受或者可能会遭受急性职业病危害的劳动者，用人单位应及时组织救治，进行健康检查和医学观察，所需费用由用人单位承担。

8. 损害赔偿权

用人单位应当建立、健全职业病防治责任制，加强对职业病防治的管理，提高职业病防治水平，对本单位产生的职业病危害承担责任。职业病病人除依法享有工伤社会保险外，依照有关民事法律，尚有获得赔偿权利的，有权向用人单位提出赔偿要求。职业病病人的诊疗、康复费用，伤残以及丧失劳动能力职业病病人的社会保障，按照国家有关工伤社会保障的规定执行。

《职业病防治法》也对劳动者的相关义务作出了规定，如履行劳动合同、遵守职业病防治法律法规规定、遵守用人单位工农业卫生规章、接受职业卫生培训、按规定使用职业卫生防护设施及个人防护用品、遵守操作规程等义务。

任务四　医药生产企业安全管理措施

知识平台

医药安全生产是社会和企业高度关注的永恒主题。新技术、新工艺、新设备在制药生产中广泛应用，随之而来的是安全生产风险加大；医药企业需要在加大安全投入的同时，制定并完善各级各类安全措施。主要措施有：安全技术措施、安全文化措施和安全管理措施。

安全技术措施就是指从安全设施、安全设备、安全装置、安全检测、监测、防护用品等安全工程与硬件的投入入手，实现技术系统的本质安全化。

安全文化措施就是指坚持“安全第一，生命至上”理念，从制度、教育、培训、宣传等入手，不断营造安全氛围，丰富内涵引导，教育职工树立科学的安全观。安全是职工的第一需要。

安全管理措施就是通过立法、监察、监督、检查等管理方式，保障安全技术、生产环境以及人员的行为规范达标，实现安全生产。

一、安全生产日常管理制度

1. 生产厂区十四个不准

(1)加强明火管理，厂区内不准吸烟。

(2)生产区内，不准未成年人进入。

(3)上班时间，不准睡觉、干私活、离岗和干与工作无关的事。

(4)在班前、班上不准喝酒。

(5)不准使用汽油等易燃液体擦洗设备、用具和衣物。

(6)不按规定穿戴劳动保护用品，不准进入生产岗位。

(7)安全装置不齐全的设备不准使用。

(8)不是自己分管的设备、工具不准动用。

(9)检修设备时安全措施不落实，不准开始检修。

(10)停机检修后的设备，未经彻底检查，不准使用。

(11)未办高处作业证，不戴安全带，脚手架、跳板不牢，不准登高作业。

(12)石棉瓦上不固定好跳板，不准作业。

(13)未安装触电保安器的移动式电动工具,不准使用。

(14)未取得安全作业证的职工,不准独立作业;特殊工种职工,未经取证,不准作业。

2. 操作工的六个严格

(1)严格进行交接班。

(2)严格进行巡回检查。

(3)严格控制工艺指标。

(4)严格执行操作规程。

(5)严格遵守劳动纪律。

(6)严格执行有关安全规定,做好日志记录。

3. 动火作业六大禁令

(1)动火证未经批准,禁止动火。

(2)不与生产系统可靠隔绝,禁止动火。

(3)不清洗,置换不合格,禁止动火。

(4)不消除周围易燃物,禁止动火。

(5)不按时作动火分析,禁止动火。

(6)没有消防措施,禁止动火。

4. 进入容器、设备的八个必须

(1)必须申请、办证,并得到批准。

(2)必须进行安全隔绝。

(3)必须切断动力电,并使用安全灯具。

(4)必须进行置换、通风。

(5)必须按时间要求进行安全分析。

(6)必须佩戴规定的防护用具。

(7)必须有人在器外监护,并坚守岗位。

(8)必须有抢救后备措施。

5. 机动车辆七大禁令

(1)严禁无证、无令开车。

(2)严禁酒后开车。

(3)严禁超速行车和空挡溜车。

(4)严禁带病行车。

(5)严禁人货混载行车。

(6)严禁超标装载行车。

(7)严禁无阻火器车辆进入禁火区。

6. 压力容器操作的九个必须

(1)压力容器必须做耐压试验,合格后用于生产。

(2)容器操作人员必须经培训考核,合格后方准操作。

(3)操作前必须检查安全阀、压力表、温度计等安全附件,安全、灵敏、可靠方可使用。

(4)升温加压前必须排净夹层水。

(5)加热时必须边搅拌边加温,防止中途搅拌造成突沸或爆炸。

(6)容器加热后必须防止骤冷,以免损害罐体。

(7)操作期间必须严守岗位,严格禁止超温、超压。

(8)压力同期检修必须泄压后进行,严禁带压操作。

(9)检修后电机接线必须保证转动方向正确,防止搅拌脱落。

二、安全生产事故报告及处理制度

1. 安全生产事故报告制度

安全生产事故的报告、统计、调查和处理工作必须坚持实事求是、尊重科学的原则。安全生产事故发生后,负伤者或者事故现场有关人员应当立即直接向本部门领导报告,部门领导应在第一时间内报告公司主管领导。公司主管领导接到重伤、死亡、重大死亡事故报告后,应当立即赶赴事故现场,领导研究采取进一步措施。对于死亡、重大死亡事故,公司主管部门应当立即按系统逐级上报。事故报告应当包括以下内容:(1)事故发生的时间、地点、单位;(2)事故的简要经过、伤亡人数、直接经济损失的初步估计;(3)事故发生原因的初步判断;(4)事故发生后采取的措施及事故控制情况;(5)事故报告单位。

发生死亡、重大死亡事故的公司应当保护事故现场,并迅速采取必要措施抢救人员和财产,防止事故扩大。轻伤、重伤事故,由各部门领导负责人组织成立事故调查组,进行调查;死亡事故,由公司组成事故调查组,进行调查。事故调查组有权向发生事故的有关部门、有关人员了解有关情况和索取有关资料,任何部门和个人不得拒绝。事故调查组提出的事故处理意见和防范措施经公司主管领导同意后,由发生事故的主管部门负责处理。因违章指挥、违章作业、玩忽职守或者发生事故隐患、危害情况而不采取有效措施以致造成安全生产事故的,或者事故发生后隐瞒不报、谎报、故意延迟不报、故意破坏事故现场,或者无正当理由,拒绝接受调查以及拒绝提供有关情况和资料的,由公司主管部门或者公司按照国家有关规定,对相应部门负责人和直接责任人员给予经济处罚或开除;构成犯罪的,由司法机关依法追究刑事责任。在调查、处理伤亡事故中玩忽职守、徇私舞弊或者打击报复的,公司按照国家有关规定给予经济处罚或开除;构成犯罪的,由司法机关依法追究刑事责任。

2. 事故应急救援

事故应急救援是指遇到突发事故时应当采取的正确的准确的救援方法。其基本任务包括以下几项:

(1)立即组织营救受害人员、组织撤离或者采取其他措施保护危害区域内的其他人员。

(2)迅速控制事态,并对事故造成的危害进行检测、监测,测定事故的危害区域、危害性质及危害程度。

(3)消除危害后果,做好现场恢复。

(4)查清事故原因,评估危害程度。

事故发生单位负责人接到事故报告后,应当立即启动事故应急预案,或采取有效措施,组织抢救,防止事故扩大,减少人员伤亡和财产损失。

药品生产企业涉及的生产事故主要是化学事故,一般包括火灾、爆炸、泄漏、中毒、窒息、灼伤等类型。一旦发生化学事故,其事故处理的基本原则为:报警—隔离事故现场,建立警戒区—人员疏散—现场控制。

▶▶知识链接

事故救援流程

事故救援流程如图 1-1 所示。

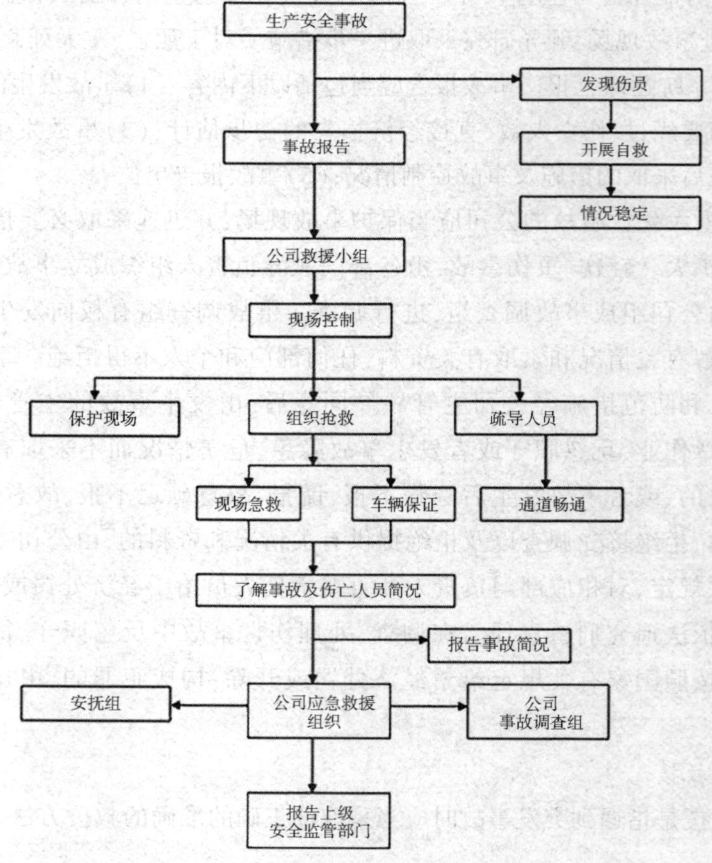

图 1-1 事故救援流程

三、医药企业的三级安全教育

医药企业有几种人员需要进行安全培训，包括主要负责人、安全生产管理人员、其他从业人员。其中其他从业人员主要有下面四种人员。

1. 新员工

新员工必须进行厂级、车间级、班组三级安全生产教育。

厂级安全教育的主要内容是结合企业自身实际，讲企业文化、企业安全生产规章制度、劳动纪律、安全生产基础知识、以往发生的事故案例、企业存在的主要危险因素、防范措施以及事故应急救援预案、事故原因（人、物、环境、管理）、工伤以及相关法律法规等。

车间安全教育的内容主要包括车间布局、主要产品、生产状况以及车间的规章制度、作业场所和工作岗位中存在的危险因素、防范措施以及事故应急措施等。

班组安全教育的内容主要包括危险源，岗位安全操作规程，生产设备、安全装置、劳动防护用品的正确使用方法等。

2. 调整工作岗位或离岗一年以上重新上岗人员

从业人员在企业内部调整工作岗位或离岗一年以上重新上岗时，应重新进行车间（工段、区、队）和班组级的安全教育培训。

3. 特种作业人员

根据《安全生产法》、《建设工程安全生产管理条例》、国家安全生产监督管理总局第30号令《特种作业人员安全技术培训考核管理规定》，特种作业人员必须经过专门培训，考试合格获得上岗证后方可进行特种作业操作。

特种作业人员具体指电工操作人员、锅炉司炉、操作压力容器者、起重机械作业人员、爆破作业人员、金属焊接（气割）作业人员、煤矿井下瓦斯检验者、企业内机动车辆驾驶人员、机动船舶驾驶人员及轮机操作人员、建筑登高架设作业者等。

4. 外来人员

医药企业的外来人员主要是指接受专门人员的带领或管理的人员。比如审计人员、外来临时工等。对他们培训的内容主要是厂规厂纪、防护用品穿戴、相关部门备案、特种作业现场票据办理等。

任务五　安全标志

安全标志是向工作人员警示工作场所或周围环境的危险状况，指导人们采取合理行为的标志。安全标志能够提醒工作人员预防危险，从而避免事故发生；当危险发生时，能够指示人们尽快逃离，或者指示人们采取正确、有效、得力的措施，对危害加以遏制。安全标志不仅类型要与所警示的内容相吻合，而且设置位置要正确合理，否则就难以真正充分发挥其警示作用。

根据《安全标志及其使用导则》(GB 2894—2008)，安全标志由图形符号、安全色、几何形状(边框)或文字构成。

一、安全标志分类

安全标志分为禁止标志、警告标志、指令标志、提示标志四类，还有补充标志。补充标志是对前述四种标志的补充说明，以防误解。补充标志分为横写和竖写两种。横写的为长方形，写在标志的下方，可以和标志连在一起，也可以分开；竖写的写在标志杆上部。补充标志的颜色：竖写的，均为白底黑字；横写的，用于禁止标志的用红底白字，用于警告标志的用白底黑字，用于指令标志的用蓝底白字。

1. 禁止标志

禁止标志的含义是不准或制止人们的某些行动。禁止标志的几何图形是带斜杠的圆环，其中圆环与斜杠相连，用红色；图形符号用黑色，背景用白色，如图 1-2 所示。

图 1-2　禁止标志

2. 指令标志

指令标志的含义是必须遵守，是强制人们必须做出某种动作或采用防范措施的图形标志。指令标志的几何图形是圆形，蓝色背景，白色图形符号，如图 1-3 所示。

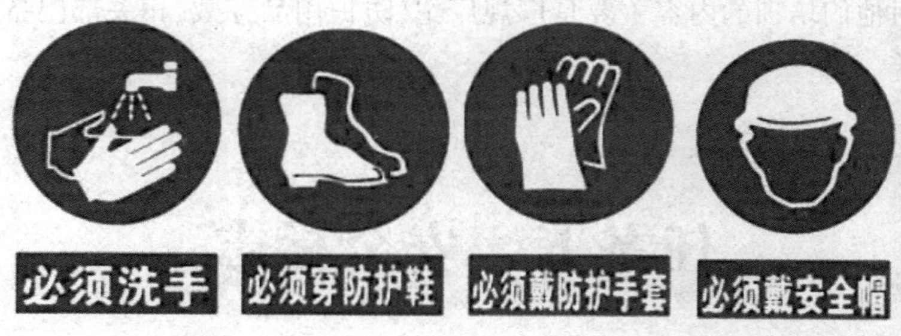

图 1-3　指令标志

3. 警告标志

警告标志的含义是警告人们可能发生的危险。警告标志的几何图形是黑色的正三角形，黑色符号和黄色背景，如图 1-4 所示。

图 1-4　警告标志

4. 提示标志

提示标志的含义是示意目标的方向。提示标志的几何图形是方形，绿色背景，白色图形符号及文字，如图 1-5 所示。

图 1-5　提示标志

二、安全标志的设置规范及安装位置

1. 安全标志的设置规范

(1) 安全标志应设置在与安全有关的明显地方，并保证人们有足够的时间注意其所表示的内容。

(2) 设立于某一特定位置的安全标志应被牢固地安装，保证其自身不会产生危险，所有的标志均应具有坚实的结构。

(3) 当安全标志被置于墙壁或其他现存的结构上时，背景色应与标志上的主色形成对比色。

(4) 对于那些显示的信息已经无用的安全标志，应立即由设置处卸下，这对于警示特殊的临时性危险的标志尤其重要，否则会干扰观察者，导致观察者对其他有用标志的忽视。

(5) 多个标志牌在一起设置时，应按警告、禁止、指令、提示类型的顺序，先左后右、先上后下地排列。

2. 安全标志的安装位置

(1)防止危害性事故的发生。所有标志的安装位置都不可存在对人的危害。

(2)可视性。标志安装位置的选择很重要,标志上显示的信息不仅要正确,而且对所有的观察者要清晰易读。

(3)安装高度。通常标志应安装于观察者水平视线稍高一点的位置,但有些情况置于其他水平位置则是适当的。

(4)危险和警告标志。危险和警告标志应设置在危险源前方足够远处,以保证观察者在首次看到标志及注意到此危险时有充足的时间,这一距离随不同情况而变化。例如,警告不要接触开关或其他电气设备的标志,应设置在它们近旁,而大厂区或运输道路上的标志,应设置于危险区域前方足够远的位置,以保证在到达危险区域之前就可观察到此种警告,从而有所准备。

(5)安全标志不应设置于移动物体上,因为物体位置的任何变化都会造成对标志观察变得模糊不清。

(6)已安装好的标志不应被任意移动,除非位置的变化有益于标志的警示作用。

目标检测

请扫码完成在线检测:

项目二
职业卫生及防护

知识目标

1. 了解职业病的概念、职业健康保护的任务。

2. 熟悉职业性有害因素的来源及其类型。

3. 掌握职业病的预防原则及职业健康保护管理措施;掌握劳动防护用品的分类和作用。

能力目标

1. 能够对职业性有害因素进行分析与防控。

2. 能够利用健康保护的管理措施正确进行健康保护。

3. 能够正确选择、使用与维护个人防护用品。

思政目标

1. 具有职业健康保护意识。

2. 遵纪守法,树立"安全第一、预防为主"的安全观。

案例分析

不戴目镜看料液,料液飞溅满眼脸

1996年8月12日上午,某TMP车间,孙某刚把离心机放满料液,发现刘某又往离心机放料,孙某走过去提醒刘某料已放满,情急之下刘某从离心机往外拿管子,高速转动的离心机把料液甩打在了孙某的脸上,造成孙某眼部碱液严重烧伤及腈类物质中毒。

讨论:1. 分析本案例,哪些原因导致了事故的发生?

2. 为了防止同类事故再次发生,应该采取哪些措施?

任务一　职业卫生

一、职业病

1. 职业病的概念及种类

《中华人民共和国职业病防治法》规定，职业病是指企业、事业单位和个体经济组织等用人单位的劳动者在职业活动中，因接触粉尘、放射性物质和其他有毒、有害因素而引起的疾病。一般来说，符合法律规定的疾病才能称为职业病。

在生产劳动中，接触生产中使用或产生的有毒化学物质、粉尘气雾、噪声、X 射线、细菌、霉菌；长期强迫体位操作，局部组织器官持续受压等，均可引起职业病，一般将这类职业病称为广义的职业病。其中某些危害性较大、诊断标准明确、结合国情由政府有关部门审定公布的职业病，称为狭义的职业病，或称法定（规定）职业病。我国政府规定诊断为法定（规定）职业病的，需由诊断部门向卫生主管部门报告；规定职业病患者在治疗休息期间，以及确定为伤残或治疗无效而死亡时，按照国家有关规定，享受工伤保险待遇或职业病待遇。《中华人民共和国职业病防治法》规定职业病的诊断应当由省级卫生行政部门批准的医疗卫生机构承担。

2013 年 12 月 23 日，国家卫生计生委、人力资源和社会保障部、安全监管总局、全国总工会四部门联合印发《职业病分类和目录》。该《分类和目录》将职业病分为职业性尘肺病及其他呼吸系统疾病、职业性皮肤病、职业性眼病、职业性耳鼻喉口腔疾病、职业性化学中毒、物理因素所致职业病、职业性放射性疾病、职业性传染病、职业性肿瘤、其他职业病 10 类 132 种。

2. 职业病的构成条件

《中华人民共和国职业病防治法》规定的职业病，必须具备以下四个条件，缺一不可：

（1）患病主体是企业、事业单位或个体经济组织的劳动者。

（2）必须是在从事职业活动的过程中产生的。

（3）必须是因接触粉尘、放射性物质和其他有毒、有害物质等职业病危害因素引起的。

（4）必须是国家公布的职业病分类和目录所列的职业病。

3. 职业病的特点

与其他职业伤害相比，职业病具有以下特点：

（1）病因明确，病因即职业性活动过程中存在化学的、物理的、生物的等危害因素，在控制病因或作用条件后，可予消除或减少发病。

（2）接触职业病危害人数多，患病数量大。

(3)职业病具有隐匿性、迟发性特点,危害往往被忽视。

(4)职业病属于不可逆性损伤,可以通过从业者的注意、作业环境条件的改善和作业方法的改进等管理手段减少患病率。

因此,职业病虽然被列入因工伤残的范围,但它同工伤伤残又是有所区别的。

二、职业病的危害

1. 职业病危害

职业病危害指对从事职业活动的劳动者可能导致职业病的各种危害。

2. 职业病危害因素

职业病危害因素是指在生产过程、劳动过程、作业环境中存在或产生的对职工的健康和劳动能力产生有害作用并导致疾病的因素。按其来源可分为以下三类:

(1)与生产过程有关的职业病危害因素。生产过程中的职业病危害因素按其性质可进行如下分类:①化学因素:工业毒物,如铅、苯、汞、一氧化碳等;生产性粉尘,如矽尘、煤尘、有机性粉尘等。②物理性因素:异常气候条件,如高温、低温、高湿、高压、低压等;辐射,如X射线、γ射线、紫外线、红外线、高频电磁场微波、激光等;噪声;振动。③生物因素:作业场所存在的微生物、病菌,如炭疽杆菌、布鲁氏杆菌、霉菌、病毒、真菌等。

(2)劳动过程中的职业病危害因素。如作业时间过长、作业强度过大、劳动制度与劳动组织不合理、长时间强迫体位劳动、个别器官和系统过度紧张,均可对劳动者的健康造成损害。

(3)生产环境中的职业病危害因素。①生产场所设计不合理。如厂房布局时把有粉尘源的车间放在上风口,建筑物容积或建筑构件与生产性质不相适应等。②缺乏安全卫生防护设施。如作业场所采光、照明不足,地面湿滑,没有通风设备;防尘、防爆等设施缺乏或不足;个人防护用品不足或有缺陷等。③特殊工作场所的不良作业条件。如由于生产工艺需要而设置的冷库低温、烘房高温等。

三、职业病的预防

1. 职业病预防原则

职业病的发生,取决于职业性危害因素、职业性接触作用、劳动者个体因素等“三要素”,即危害因素的理化性质、浓度大小;人和危害因素的接触机会、时间、强度;个体因素差异(性别、年龄、身体素质、卫生习惯等)。因此,采取综合措施杜绝职业性危害因素,创造良好劳动条件,提高个人防护意识和能力,是职业病预防的关键。在具体的预防工作中,应坚持“三级预防”原则。

第一级预防:病因预防。生产环境(作业场所)符合国家职业卫生标准,控制和消除各种有害因素,加强劳动保护和安全技术管理,从根本上使劳动者不患职业病。

第二级预防:阻断预防。实行作业环境监测,坚持职业健康监护,早期发现职业病隐患;进行职业性危害因素阻断或降低其作用强度,如采取通风、降噪、隔振、个体防护等接触阻断措施,有效防范职业性损害。若发现有人已有职业病体征,应调离有毒有害岗位,并及早治疗。

第三级预防:诊治预防。对职业病患者,应正确诊断、积极治疗、防止恶化、促进康复;并注意医疗保健,预防并发症发生。

2. 职业病预防措施

生产企业应按照《中华人民共和国职业病防治法》等相关法律、法规的规定,制定相应的职业卫生管理制度,定期进行作业环境监测,配备职业病危害防护设施、应急救援设施及卫生辅助设施、专职的职业卫生管理人员,坚持对职工进行定期健康检查,严格执行健康监护制度。

作业环境监测包括以下三类。

(1)化学毒物监测

空气采样。可分为区域采样和个体采样两种方式,定点定时对空气质量进行监控,测定有害物质浓度,掌握空气质量准确数据。

皮肤污染测定。对苯胺、四乙铅等这类能通过皮肤吸收的化学品的接触人员,测定其皮肤、衣服、手套等的污染量。

生物学监测。采集人的生物样品,如尿液、血液、头发、指甲、唾液等,进行化学毒物化验检查,包括反映毒物吸收(如血铅、尿酚、发汞等)、毒作用、毒物所致病损三项指标,以判断毒物是否对人体组织器官产生了损害以及损害的程度。

(2)物理因素监测

物理因素对人体的作用强度,主要取决于发生源的特性、数量、分布和距离等,监测时应确定监测点、监测时间和监测次数,并做好监测记录。物理因素的监测大多采用仪器测定,如评价作业地点的噪声强度和噪声分布情况等。

(3)生产性粉尘监测

生产性粉尘监测的项目主要包括粉尘浓度、粉尘分散度、粉尘中游离二氧化硅含量等。通过对作业场所空气中粉尘的分析检测,了解粉尘含量及其变化情况,以便及时采取相应的控制措施。

3. 职业健康监护

职业健康监护主要是通过预防性健康检查,早期发现职业性危害,以便及时采取措施减少或消除致害因素,同时对接触过致害因素的人员及早进行观察或治疗。

(1)健康检查

就业前健康检查是对准备就业的人员进行健康检查。一般检查其体质和健康状况是否适合从事某职业,对危险作业是否有职业禁忌证和危及他人的疾病,如心脏病、精神病等;同时取得基础健康状况的第一手资料,供日后定期检查或进行动态观察时用作对比分析。

从业人员定期体检是按一定时间间隔,主要针对接触职业危害因素的作业人员进行的健康检查。目的是及早发现和诊治职业病患者或其他疾病患者,并对高危易感人群作重点监护;发现有早期可疑症状者,进行职业病筛查,查出不适合从事某职业或某工种的人员,应将其调离或变换工种。

离岗健康检查是对即将调离或退职离开存在职业危害的岗位人员进行的健康检查。通过检查确认其在岗期间是否受到职业性危害,以消除离岗人员的心理担忧;若有危害,则应根据病情助其诊治。退休人员也应定期进行体检,以利于对某些潜伏期较长的职业病(如晚发型矽肺)及时进行治疗。

(2)建立职业健康监护档案

用人单位应按规定建立职业健康监护档案。职业健康监护档案至少应包括以下内容:①劳动者职业史、既往史和职业病危害接触史。②相应作业场所职业病危害因素监测结果。③职业健康检查结果及处理情况。④职业病诊疗等劳动者健康资料。

(3)跟踪监护

对接触过职业危害因素的工作人员或职业病疑似患者,应进行健康跟踪观察监护,并对其健康监护资料进行积累、统计分析,以期早预防、早治疗。

任务二　职业健康保护

知识平台

一、职业健康保护的任务

职业健康保护的任务主要有:

(1)保证工作人员在劳动过程中的生命安全和身心健康;

(2)保证生产企业周边居民的生命安全和身心健康;

(3)保证生产企业周边的空气、河流、土壤等不会受到污染。

生产企业为完成上述健康保护的任务,必须制定各种规章制度,而且要遵循“安全第一,预防为主”的指导方针。

“安全第一”,要求生产企业把人的生命安全和身体健康放在第一位。企业要尽可能避免人员伤亡及职业病的发生;要求企业人员不违章操作,把安全生产放在第一位,当生产与安全发生矛盾时,实行“生产服从安全”原则。

"预防为主",要求企业加强对安全事故的管理和对职业危害的预防工作。预防工作应按三级预防措施加以控制。第一级预防又称病因预防,是从根本上控制和消除职业性有害因素对人的作用和损害,主要包括改进生产工艺和生产设备,合理利用防护设施及个人防护用品,以减少工人接触的机会和程度等。第二级预防是早期检测人体受到职业危害因素所致的疾病,定期进行环境中职业危害因素的监测和对接触者的定期体格检查,以早期发现病损,及时预防、处理。三级预防是在得病以后,予以积极治疗和合理促进康复处理。

二、生产企业健康保护的管理措施

为防止职业有害因素对操作者造成职业性伤害,生产企业的管理者可以采取以下健康保护管理措施。

1. 健康保护组织机构

健康保护组织机构应包括政府和企业两部分。政府健康保护组织主要负责健康保护立法、健康保护监察、劳动争议仲裁和劳动安全保险等工作。企业健康保护组织主要负责制定健康保护措施、开展生产安全教育、管理健康保护用品等工作。

职业病危害严重的用人单位,应当设置或者指定职业卫生管理机构或者组织,配备专职职业卫生管理人员。其他存在职业病危害的用人单位,劳动者超过一百人的,应当设置或者指定职业卫生管理机构或者组织,配备专职职业卫生管理人员;劳动者在一百人以下的,应当配备专职或者兼职的职业卫生管理人员,负责本单位的职业病防治工作。

用人单位的主要负责人和职业卫生管理人员应当具备与本单位所从事的生产经营活动相适应的职业卫生知识和管理能力,并接受职业卫生培训。

2. 健康保护法律体系

为保护企业人员在生产过程中的健康,规范企业人员在生产过程中的行为准则,各个国家均用法律的形式制定了一系列保护企业人员安全与健康的法律法规,并由国家强制执行。我国健康保护的法律体系主要包括健康保护法律法规及企业健康保护规章制度。

存在职业病危害的用人单位应当制订职业病危害防治计划和实施方案,建立、健全职业卫生管理制度和操作规程:职业病危害防治责任制度、职业病危害警示与告知制度、职业病危害项目申报制度、职业病防治宣传教育培训制度、职业病防护设施维护检修制度、职业病防护用品管理制度、职业病危害监测及评价管理制度、建设项目职业病防护设施"三同时"管理制度、劳动者职业健康监护及其档案管理制度、职业病危害事故处置与报告制度、职业病危害应急救援与管理制度、岗位职业卫生操作规程、法律法规规定的其他职业病防治制度。

3. 健康保护教育

制药企业可开展各种形式的健康保护教育,内容包括传播媒介、卫生服务、干预措施等,使企业员工能做到以下几点:一是熟悉自己所处生产环境可能接触的有害因素及其对健康的影响;二是参与控制影响健康的因素,积极改善环境和生产方式;三是自觉实行自我保健和选择有利于健康的行为方式。

4. 卫生技术措施

(1)厂房设计要符合卫生要求。生产布局合理,有害作业与无害作业分开;工作场所与生活场所分开,工作场所不得住人;职业病危害因素的强度或者浓度符合国家职业卫生标准;具有与职业病防治工作相适应的有效防护设施;具有配套的更衣间、洗浴间、孕妇休息间等卫生设施;设备、工具、用具等设施符合保护劳动者生理、心理健康的要求;符合法律法规、规章和国家职业卫生标准的其他规定。

(2)改进生产工艺和技术。采用低毒或无毒物质代替有毒物质,改进可能产生有害因素的工艺,实现生产过程的密闭化、遥控化、机械化和自动化,减少作业工人与化学物质接触的机会,防止有害物质污染环境。

(3)创造健康工作环境。凡是有产热源存在的生产场所,要做好防暑降温工作;对生产场所存在的有毒物质、产热源、噪声、微波、放射源等采取有效的隔离与屏蔽措施;对有噪声、震动的设备加装隔声罩,安装消声器、基础减震垫,使作业场所的噪声强度符合《工业企业噪声控制设计规范》的要求。

需要注意的是,建设项目职业病防护设施必须与主体工程同时设计、同时施工、同时投入生产和使用(统称建设项目职业病防护设施“三同时”)。建设单位应当优先采用有利于保护劳动者健康的新技术、新工艺、新设备和新材料,职业病防护设施所需费用应当纳入建设项目工程预算。

5. 个体防护措施

用人单位应当为劳动者提供符合国家职业卫生标准的职业病防护用品,并督促、指导劳动者按照使用规则正确佩戴、使用,不得发放钱物替代发放职业病防护用品。用人单位应当对职业病防护用品进行经常性的维护、保养,确保防护用品有效,不得使用不符合国家职业卫生标准或者已经失效的职业病防护用品。

作业工人应根据工种需要选用工作服、工作帽、鞋、手套、口罩、面具、耳塞、眼镜等防护用具。

6. 卫生保健措施

(1)生产环境的定期检测

存在职业病危害的用人单位,应当由专人负责工作场所职业病危害因素的日常监测,确保监测系统处于正常工作状态。

职业病危害严重的用人单位,应当委托具有相应资质的职业卫生技术服务机构,每年至少进行一次职业病危害因素检测,每三年至少进行一次职业病危害现状评价。职业病危害一般的用人单位,应当委托具有相应资质的职业卫生技术服务机构,每三年至少进行一次职业病危害因素检测。

各生产岗位要根据生产特点,制定安全操作规程,并建立卫生制度,定期对车间空气中的有害因素进行检测。

(2)健康检查及职业健康监护档案

用人单位应当依照《用人单位职业健康监护监督管理办法》以及《职业健康监护技术规范》(GBZ 188—2023)、《放射工作人员健康要求及监护规范》(GBZ 98—2020)等国家职业卫生标准的要求,制订、落实本单位职业健康检查年度计划,并保证所需要的专项经费。用人单位应当组织劳动者进行职业健康检查,并承担职业健康检查费用。劳动者接受职业健康检查应当视同正常出勤。

若劳动者在作业过程中出现与所接触职业病危害因素相关的不适症状或者受到急性职业中毒危害、出现职业中毒症状的,用人单位应当立即组织有关劳动者进行应急职业健康检查。

用人单位应当根据职业健康检查报告采取下列措施:对有职业禁忌的劳动者,调离或者暂时脱离原工作岗位;对健康损害可能与所从事的职业相关的劳动者,进行妥善安置;对需要复查的劳动者,按照职业健康检查机构要求的时间安排复查和医学观察;对疑似职业病病人,按照职业健康检查机构的建议安排其进行医学观察或者职业病诊断;对存在职业病危害的岗位,立即改善劳动条件,完善职业病防护设施,为劳动者配备符合国家标准的职业病危害防护用品。

用人单位应当为劳动者建立职业健康监护档案,并按照规定的期限妥善保存。职业健康监护档案应当包括劳动者的职业史、职业病危害接触史、职业健康检查结果、处理结果和职业病诊疗等有关个人健康资料。劳动者离开用人单位时,有权索取本人职业健康监护档案复印件,用人单位应当如实、无偿提供,并在所提供的复印件上签章。

劳动者健康出现损害需要进行职业病诊断、鉴定的,用人单位应当如实提供职业病诊断、鉴定所需的劳动者职业史和职业病危害接触史、工作场所职业病危害因素检测结果和放射工作人员个人剂量监测结果等资料。

(3)职业卫生培训

用人单位应当对劳动者进行上岗前的职业卫生培训和在岗期间的定期职业卫生培训,普及职业卫生知识,督促劳动者遵守职业病防治的法律法规、规章、国家职业卫生标准和操作规程。

用人单位应当对职业病危害严重的岗位的劳动者,进行专门的职业卫生培训,经培训合格后方可上岗作业。

因变更工艺、技术、设备、材料,或者岗位调整导致劳动者接触的职业病危害因素发生变化的,用人单位应当重新对劳动者进行上岗前的职业卫生培训。

用人单位应当建立健全下列职业卫生档案资料:职业病防治责任制文件;职业卫生管理规章制度、操作规程;工作场所职业病危害因素种类清单、岗位分布以及作业人员接触情况等资料;职业病防护设施、应急救援设施基本信息,以及其配置、使用、维护、检修与更换等记录；工作场所职业病危害因素检测、评价报告与记录；职业病防护用品配备、发放、维护与更换等记录；主要负责人、职业卫生管理人员和职业病危害严重工作岗位的劳动者等相关人员职业卫生培训资料；职业病危害事故报告与应急处置记录；劳动者职业健康检查结果汇总资料，存在职业禁忌证、职业健康损害或者职业病的劳动者处理和安置情况记录；建设项目职业病防护设施“三同时”有关资料。

(4)其他措施

建立合理的作息制度，做好季节性多发病的预防，适当安排必要的康复疗养或休养，对增强员工体质有积极意义。

用人单位不得安排未成年工从事接触职业病危害的作业，不得安排有职业禁忌的劳动者从事其所禁忌的作业，不得安排孕期、哺乳期女职工从事对本人和胎儿、婴儿有危害的作业。

三、劳动防护用品

《中华人民共和国安全生产法》规定：“生产经营单位必须为从业人员提供符合国家标准或行业标准的劳动防护用品。”

所谓劳动防护用品，是指由生产经营单位为从业人员配备的使其在劳动过程中免遭或者减轻事故伤害及职业危害的个人防护装备，属于生产劳动过程中个人随身穿戴或佩戴的防护用品。

1. 劳动防护用品的作用

(1)隔离和屏蔽作用

使用一定的隔离或屏藏物，将人体全部或局部与外界隔开或减少接触，能有效防御职业性损伤。如穿戴齐全工作服、帽、鞋、手套等防护用品，能隔绝和减少生产性粉尘和酸雾气体的刺激，预防职业性皮肤病的发生，避免直接性灼伤等；使用隔绝式防毒服、防辐射服等，都能在相应的工作环境中起到很好的防护作用。

(2)过滤和吸附作用

利用活性炭或某些化学吸附剂对毒物的吸附作用，将有毒气体(或蒸气)经过滤装置净化，能避免呼吸中毒。如佩戴防毒面具，能在有毒环境作业中起到很好的防毒作用。

(3)保险和分散作用

在空中和井下等作业时，若失足坠落或受到高空坠物冲击时，利用安全带、安全网、安全帽等，能对作业人员起到安全保护的作用，特别是安全帽能分散头部冲击力。

▶▶知识链接

劳动防护用品的特点

(1)特殊性

劳动防护用品不同于一般的商品，它是保障劳动者安全与健康的特殊用品，在特定的生产作业场所使用。《劳动防护用品监督管理规定》对劳动防护用品的生产、检验、经营、配备与使用都有明确的规定,相关单位及个人都应严格遵守。比如,从业人员未按规定正确穿(佩)戴和使用劳动防护用品的,不得上岗作业;特种劳动防护用品实行生产许可证和安全标志管理,即生产企业必须取得特种劳动防护用品生产资质,经营单位不得经销无安全标志的特种劳动防护用品,使用单位对购买的特种劳动防护用品须经本单位的安全生产技术部门检查验收等。

(2)适用性

劳动防护用品的适用性,包括防护用品选择的适用性和使用的适用性,选择的适用性是指必须根据不同的工种、作业环境以及使用者自身特点,选择适合的护品,如防护鞋(靴),必须根据生产场合防静电、防高温、防酸碱等不同特殊需求分类选择,并按使用者尺寸配发。使用的适用性是指护品不仅防护性能可靠,而且使用性能要好,且方便、灵活,作业者乐于使用,如防噪声耳塞有大小型号之分,若使用的型号不合适,既有可能起不到很好的防护作用,又可能让人戴上很不舒服。

(3)时效性

劳动防护用品要求有一定的使用寿命,其本身的质量以及维护和保养十分重要。如橡胶、塑料制作的护品,长时间受紫外线或冷热温度影响会逐渐老化而易折损;有些护目镜和面罩,受光线照射和擦拭影响,或酸碱蒸气腐蚀,镜片的透光率会逐渐下降而失效;绝缘、防静电和导电鞋(靴),会随着鞋底的磨损改变其性能;一般的防护用品受保存条件如温度、湿度影响,也会缩短其使用年限等。在使用或保存期内遭到损坏或超过有效使用期的防护用品,应实行报废。

2. 劳动防护用品的分类

从劳动卫生学的角度,劳动防护用品通常按人体防护部位分类。我国制定的标准《劳动防护用品分类与代码》(LD/T 75—1995),将劳动防护用品按照人体防护部位分类,共分九大类。这九大类劳动防护用品,分别是以阿拉伯数字从1~9代表头部、呼吸器官、眼(面)部、听觉器官、手部、足部、躯干、皮肤等部位防护用品和防坠落及其他劳动防护用品。

劳动防护用品具体分类如下几种。

(1)头部防护用品

头部防护用品用于保护头部免遭或减轻外力冲击、碰撞、挤压和其他危害。通常是工作帽和安全帽,目前主要有普通工作帽、防冲击安全帽、防尘帽、防水帽、防寒帽、防静电帽、防高温帽、防电磁辐射帽、防昆虫帽9类产品。医药化工企业一般选用安全帽(图2-1)、防静电帽、防尘帽。

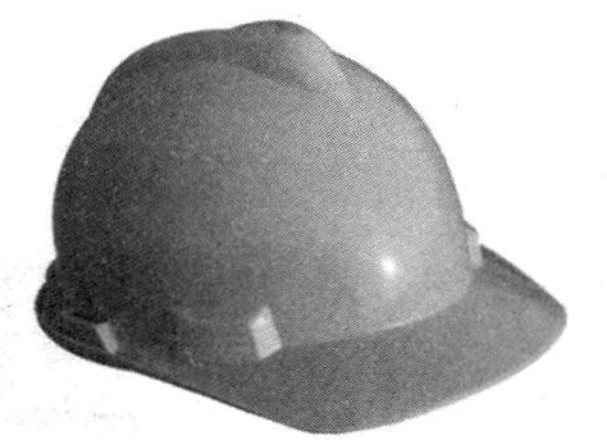

图 2-1　安全帽

(2)呼吸器官防护用品

呼吸器官防护用品用于保护呼吸器官免遭或减轻有毒有害气体、蒸汽、粉尘、烟、雾等的危害。按用途分为防尘、防毒、供氧 3 类,按功能又分为过滤式、隔离式 2 类。医药化工企业一般选用过滤式防尘口罩和防毒口罩(面具)(图 2-2、图 2-3)。

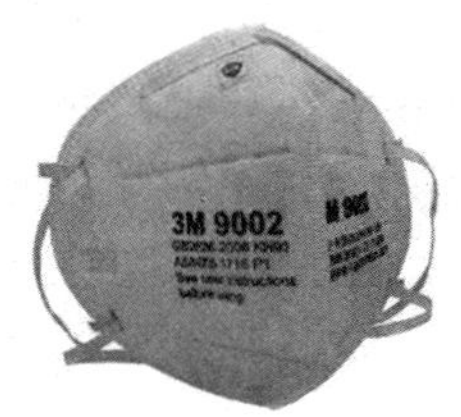

图 2-2　防尘口罩

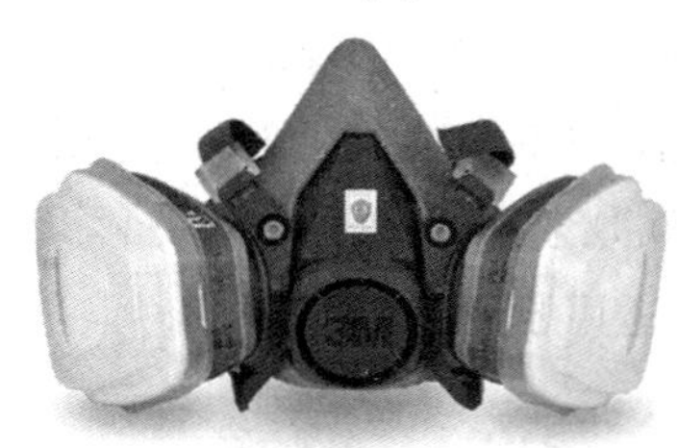

图 2-3　防毒面具

(3)眼(面)部防护用品

眼(面)部防护用品用于保护眼(面)部免遭或减轻飞溅异物、高温、辐射、风沙、化学溶液或烟雾等的侵害。根据防护功能,分为防尘、防水、防冲击、防毒、防高温、防电磁辐射(射线)、防酸碱、防风沙、防强光 9 类,主要有各类眼镜、眼罩、面罩、护目镜(图 2-4)等产品。

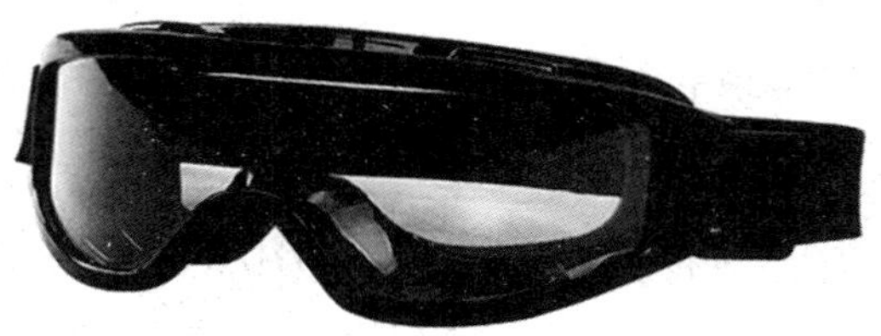

图 2-4　护目镜

(4)听觉器官防护用品

听觉器官防护用品用于保护听觉器官免遭或减轻噪声、爆震声和其他危害。根据防护功能,分为防水、防寒、防噪声 3 类,主要有耳塞(图 2-5)、耳罩(图 2-6)、防噪声帽等护耳产品。

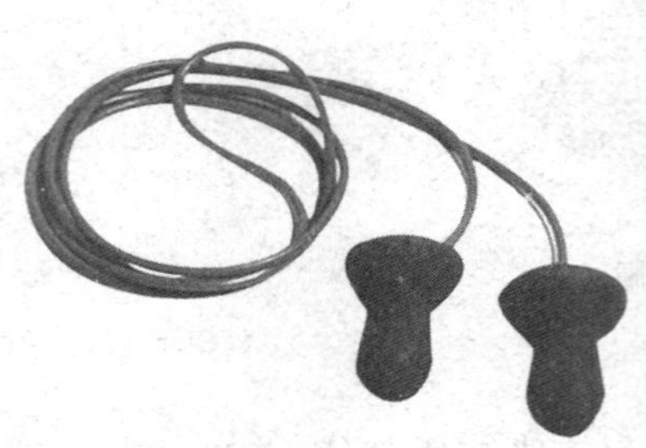

图 2-5　耳塞

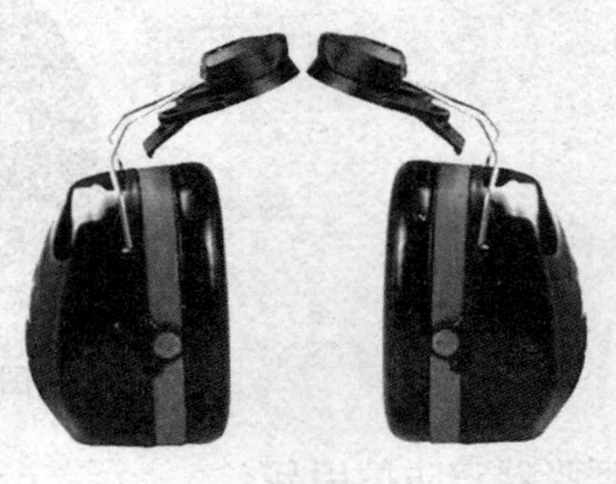

图 2-6　耳罩

(5)手部防护用品

手部防护用品用于保护手、臂部免遭或减轻意外伤害和其他危害,通常是手套。按照防护功能,分为普通防护手套(袖套)和防水、防寒、防毒、防静电、防高温、防射线、防酸碱(图 2-7)、防油、防振、防切割手套及电绝缘手套 12 类。每类手套按制作的材质和式样不同又分为许多品种,分别适用于不同的场合。

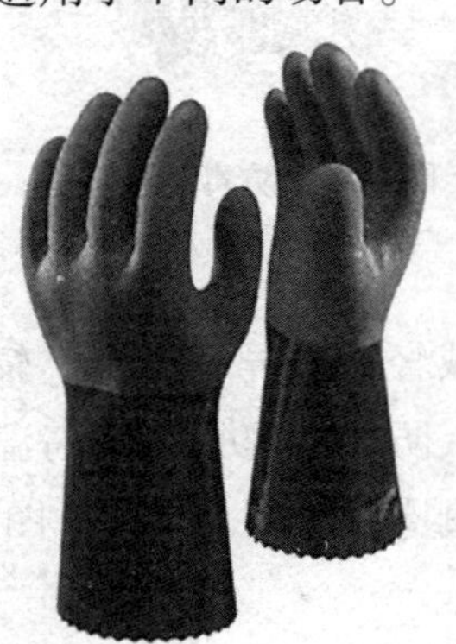

图 2-7　防酸碱手套

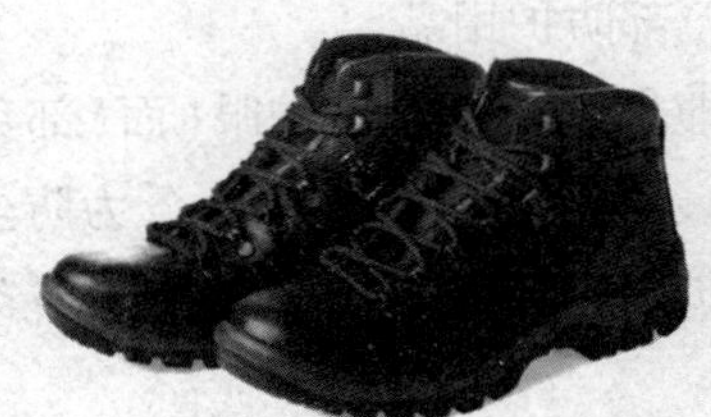

图 2-8　防冲击安全鞋

(6)足部防护用品

足部防护用品用于保护足、腿部免遭或减轻各种损伤和其他危害,通常是鞋和靴。按照防护功能,主要包括防尘、防寒、防滑、防振、防静电鞋和防高温、防酸破、防油、防刺穿鞋(靴)以及防水靴、电绝缘鞋(靴)、防烫脚盖、防冲击安全鞋(鞋护盖)(图 2-8)13 类产品,每类鞋(靴)按制作的材质和式样不同又分为许多品种,分别适用于不同的场合。

(7)躯干防护用品

躯干防护用品用于保护躯体免遭或减轻作业场所物理、化学、生物等因素的危害,通常是防护服。按照防护功能,主要包括普通工作服(衣裤或大褂)(图 2-9)、防水服(雨衣或围裙)、防寒服(棉大衣或皮夹克)、防毒服(连体衣)(图 2-10)、阻燃服、潜水服、耐酸碱服、防油服、水上救生衣、防静电服、防高温服、防辐射服、防昆虫服、防风沙服、带电作业屏蔽服、防冲击背心、反光标志服等产品。每类服装按制作的材质和式样不同又分为许多品种，分别适用于不同的场合。

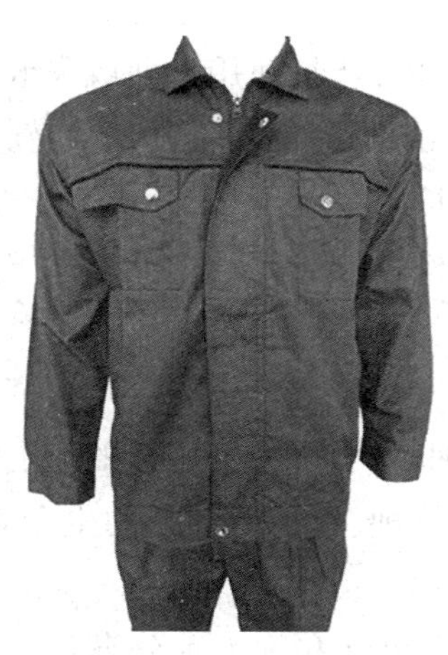

图 2-9　普通工作服

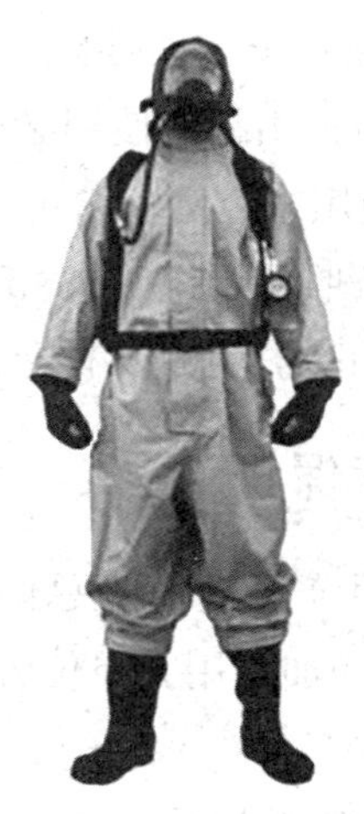

图 2-10　防毒服

(8)皮肤防护用品

皮肤防护用品用于保护脸、手等裸露皮肤免遭或减轻有毒有害物质的侵蚀。按照防护功能，分为防毒、防照射(放射线或暴晒)、防涂料、防冻(皲裂)、防污(蚀)5 类，主要有洗涤剂、毛巾、肥皂、护肤油膏、驱蚊剂等产品。

(9)防坠落及其他护品

防坠落护品用于保护高处作业者免遭或减轻坠落伤害。按照防护功能，主要分为安全网和安全带两类。安全网包括平网和立网，通常在高处作业场所的边侧立装或下方平张安全网。安全带包括围杆安全带、悬挂安全带和攀登安全带，作业人员(电工、架子工、维修工等)运用安全带将身体系于牢固的物体上，防止自身不慎坠落。

其他护品属不能按防护部位分类的劳动防护用品，主要有遮阳伞、登高板、电绝缘板、防滑垫、水上救生圈、脚扣等。

3. 劳动防护用品的选择

如何正确选用劳动防护用品，《个体防护装备选用规范》(GB/T 11651—2008)为我们提供了依据。此标准规定在生产作业场所穿戴、配备和使用的劳动防护用品也称个体防护装备，并划分了基本作业类别(39 种，编号 A01～A39)，明确了常用防护性能(共 72 项，编号 B01～B72)，规定了选用的原则和要求，劳动者可根据作业类别、危险特性与防护用品的配伍关系，按编号查找选用劳动防护用品。

劳动防护用品的选用原则是，在保证劳动者安全与健康的同时，又不影响正常操作。防护用品若选用不当，有可能导致伤亡事故的发生。

4. 劳动防护用品的使用

生产劳动现场的管理者和作业者，都应该重视劳动防护用品的正确使用。劳动防护用

品的使用应注意以下几点:

(1)在使用劳动防护用品前,必须认真检查其防护性能及外观质量是否合格;使用的护品与防御的有害因素是否匹配。

(2)劳动防护用品的使用必须在其性能范围内,严禁使用过期或失效的护品,不得超极限使用,不得使用未经国家指定和检测达不到标准的产品,不能随便代替,更不能以次充好。

(3)严格按照使用说明书,正确使用劳动防护用品。

(4)对劳动防护用品要有专人保管,并定期检查与维护等,以确保安全和卫生。

四、制度保证

国家安全生产监督管理总局于 2015 年 12 月 29 日颁布并施行的《用人单位劳动防护用品管理规范》,为加强用人单位劳动防护用品的管理、保护劳动者的生命安全和职业健康提供了法律依据。

我国《劳动防护用品配备标准》参照《中华人民共和国工种分类目录》选择 116 个工种为典型工种,明确了这些工种的劳动防护用品配备标准,并规定其他工种的劳动防护用品可参照相近工种配备。用人单位应当按照《劳动防护用品配备标准》和《个体防护装备选用规范》对不同工种、不同劳动条件的作业人员免费配发合格的劳动防护用品。

生产现场的管理者应重视员工的劳动防护用品的配发,以避免工伤事故的发生和职业性危害。

从业人员在作业过程中必须按照安全生产规章制度和劳动防护用品使用规则,正确佩戴和使用劳动防护用品;未按规定佩戴和使用劳动防护用品的,不得上岗作业。

目标检测

请扫码完成在线检测:

实训项目一　安全帽的佩戴

一、实训目的

1. 熟悉安全帽的性能参数。
2. 掌握正确佩戴安全帽的方法。

二、实训内容

安全帽的检查、佩戴及维护。

三、实训工具

安全帽。

四、实训过程

1. 技术要求

《头部防护　安全帽》(GB 2811—2019),对安全帽的各项性能指标均有明确技术要求。帽箍对应前额的区域应有吸汗性织物或增加吸汗带,吸汗带宽度应不小于帽箍的宽度。下颏带应采用软质纺织物,宽度不小于10 mm的织带或直径不小于5 mm的绳。不得使用有毒、有害或引起皮肤过敏等伤害人体的材料。材料耐老化性能应不低于产品标识明示的使用期限。普通型安全帽质量不应超过430 g,特殊型安全帽不应超过600 g。

2. 使用前的检查

(1)年限的检查

安全帽必须在有效期内才能使用,塑料安全帽的有效期限是两年半;玻璃钢(包括维纶钢)和胶质安全帽的有效期是三年半;植物枝条编织的安全帽有效期是两年。

安全帽超过了有效期,必须进行抽样检验,检验合格当批次安全帽才能继续使用,不合格则需进行报废。

(2)外观检测

使用之前应检查安全帽的外观是否有裂纹、伤痕、凸凹不平、磨损,帽衬是否完整,帽衬的结构是否处于正常状态,安全帽上如存在影响其性能的明显缺陷应及时报废,以免影响防护作用。

另外,安全帽在使用时受到较大冲击后,无论是否发现帽壳有明显的新裂纹或变形,都应停止使用,更换受损的安全帽。

3. 安全帽的佩戴

安全帽可以防止物体打击伤害,防止高处坠落伤害头部,防止机械性损伤。安全帽由帽壳、帽衬、下颏带及附件等组成。

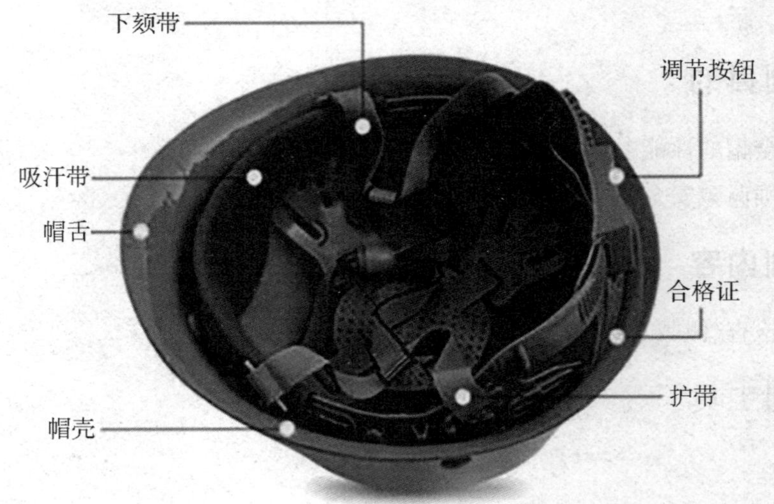

佩戴安全帽方式:(1)戴安全帽前应将帽后调整带按自己头型调整到适合的位置,然后将帽内弹性带系牢。缓冲衬垫的松紧由带子调节,人的头顶和帽体内顶部的空间垂直距离一般在25~50 mm之间,至少以不小于32 mm为好。(2)不要把安全帽歪戴,也不要把帽檐戴在脑后方。(3)安全帽的下颏带必须扣在颏下,并系牢,松紧要适度。这样不至于被大风吹掉,或者被其他障碍物碰掉,或者由于头的前后摆动,使安全帽脱落。

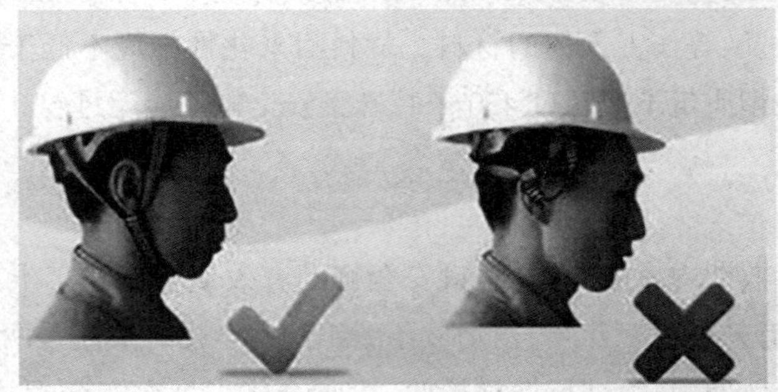

五、注意事项

(1)正确佩戴安全帽才能保证当遭受到冲击时,帽体有足够的空间可供缓冲,平时也有利于头和帽体间的通风。

(2)平时使用安全帽时应保持整洁,不能接触火源,不要任意涂刷油漆,不准当凳子坐。如果损坏,必须立即更换。

实训项目二 防毒面具的佩戴

一、实训目的

1. 熟悉防毒面具的分类。
2. 掌握防毒面具的正确佩戴方法。

二、实训内容

正确使用防毒面具。

三、实训工具

半面罩防毒面具、全面罩防毒面具。

四、实训过程

防毒面具作为个人防护器材,用于为人员的呼吸器官、眼睛及面部皮肤提供有效防护。按防护原理,可分为过滤式防毒面具和隔绝式防毒面具。

1. 过滤式防毒面具

过滤式防毒面具由面罩和过滤件(滤毒盒或滤毒罐)组成。重量较轻的过滤件可直接连在面罩上,较重的过滤件通过导气管与面罩连接。

(1)半面罩防毒面具

①半面罩防毒面具用途及结构

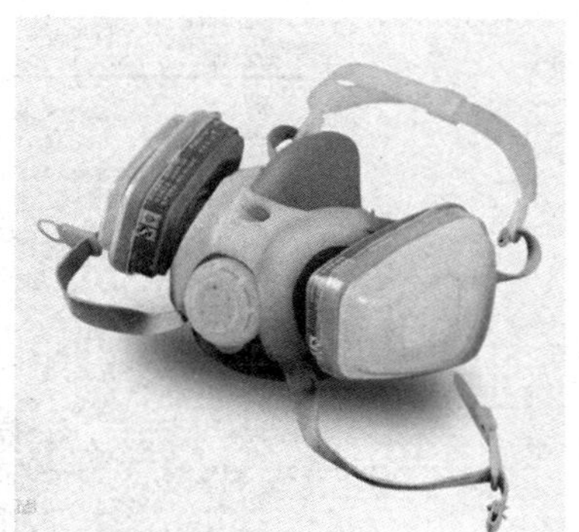

作为个人防护器材,半面罩防毒面具用于为人员的呼吸器官提供有效防护。面具由面罩和滤毒盒组成。半面罩防毒面具可以根据防护要求选用不同型号的滤毒盒,应用在化工、仓库、科研等各种有毒、有害的作业环境中。

②半面罩防毒面具的佩戴

首先,将扣着的头带底部搭扣解开,将半面罩面具覆盖在口鼻上面。其次,拉起半面罩防毒面具上端的头带,将其置于头顶的位置上面,进行调整。再次,将位于颈后的头带底部搭扣扣住。最后,对头带进行调整,使面具与脸部紧密贴合,不留缝隙。

③气密性检测

使用者用手掌将滤毒盒表面盖住,然后轻轻吸气。半面罩防毒面具会有轻微塌陷,并向脸部靠拢。如果在此期间感觉到有气体从面部及面具间漏进,应重新对面罩的位置、头带等进行调节,之后再次进行测试,直至密合良好。

(2)全面罩防毒面具

①全面罩防毒面具用途及结构

全面罩防毒面具作为个人防护器材,用于为人员的呼吸器官、眼睛及面部皮肤提供有效防护,由面罩和滤毒罐组成。面罩包括罩体、眼窗、呼吸活门和头带(或头盔)等部件。

②全面罩防毒面具的佩戴

放松全面罩防毒面具头带调整至最长,两手拇指穿过头带将全面罩防毒面具拿起,如配置有背包呼吸管,将其套过头部。将头带向上拉起,将头发拂过面部密封区,套向脑后中部,并使下颏进入下颏杯。确保全面罩防毒面具位于面部正中,将下方两条系带拉紧使其贴合脑后。拉紧上方两条系带。

③气密性检测

将手掌盖住呼气阀并缓缓呼气,如面部感到有一定压力,但没感到有空气从面部和面罩之间泄漏,表示佩戴密合性良好;若面部与面罩之间有泄漏,则需重新调节头带与面罩,排除漏气现象。

(3)防烟防毒面具

防烟防毒面具属于过滤式消防自救呼吸器,是最常见、最易使用的火场自救逃生装置。

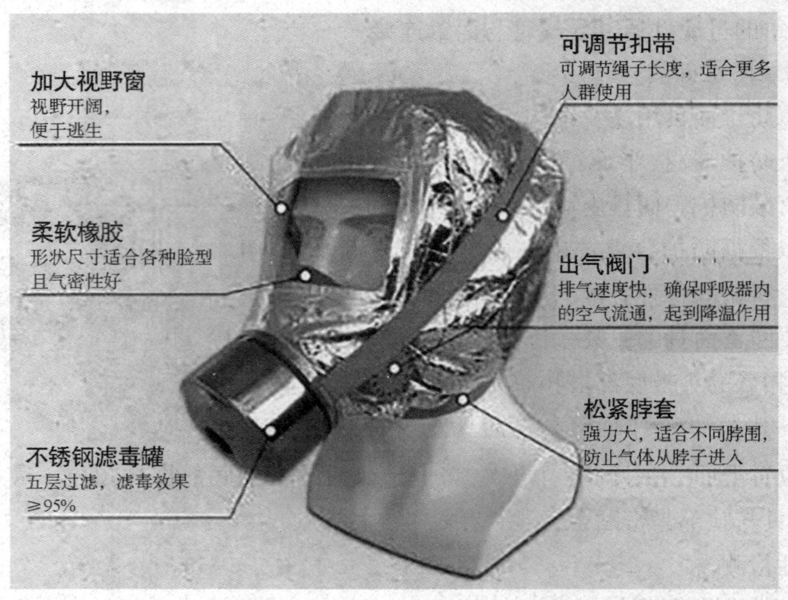

①使用前的检查

检查面具是否有裂痕、破口,确保面具与脸部贴合紧密;检查呼气阀片有无变形、破裂及裂缝;检查头带是否有弹性;检查滤毒罐座密封圈是否完好;检查滤毒罐是否在使用期限内。

②佩戴流程

打开盒盖,取出塑料包装袋;撕开塑料包装袋,拔掉前后两个罐塞;将头罩戴进头部,向下拉至颈部,滤毒罐应置于鼻子的前面;将下面的头带拉向颈后,拉紧头带,以妥当地包住头部。

2. 隔绝式防毒面具

隔绝式防毒面具是使人员呼吸器官、眼睛和面部与外界染毒空气隔绝,依靠自身供气的防毒面具。正压式消防空气呼吸器是一种自给开放式空气呼吸器,主要适用于消防、化工、船舶、石油、冶炼、厂矿、实验室等处。呼吸器主要由气瓶总成、减压器总成、全面罩总成、供气阀总成、背托总成共 5 个部分组成。

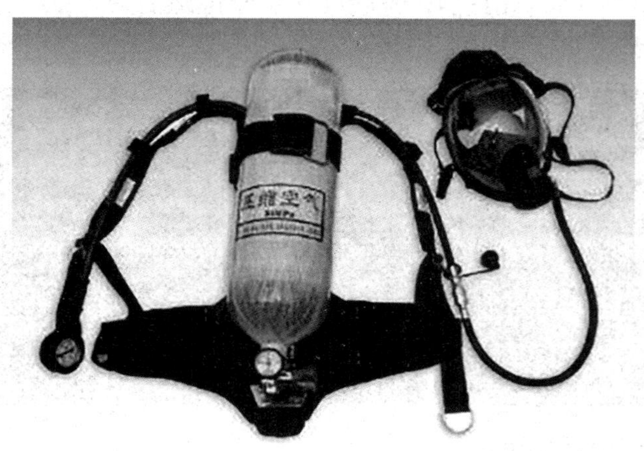

(1)使用前检查

①检查束带是否穿入扣环;

②检查气瓶阀门是否关闭(应处于关闭状态);

③检查瓶内压力:将气瓶阀门完全打开,观察压力表,显示压力不得小于 22 MPa;

④检查报警压力:关闭气瓶阀门,轻压供气阀红色按钮慢慢排气,观察压力表,在压力为 5~6 MPa 时报警笛必须发出报警响声;

⑤检查全面罩的密封性:佩戴好全面罩,用手掌心捂住面罩接口处,深呼吸数次,感到吸气困难,证明面罩气密性良好。

(2)使用流程

①将空气呼吸器气瓶瓶底向上背在肩上;

②将大拇指插入肩带调节带的扣中向下拉,调节到背负舒适为宜;

③插上塑料快速插扣，腰带系紧程度以舒适和背托不摆动为宜(首次佩戴前预先调节腰带两侧的三挡扣)；

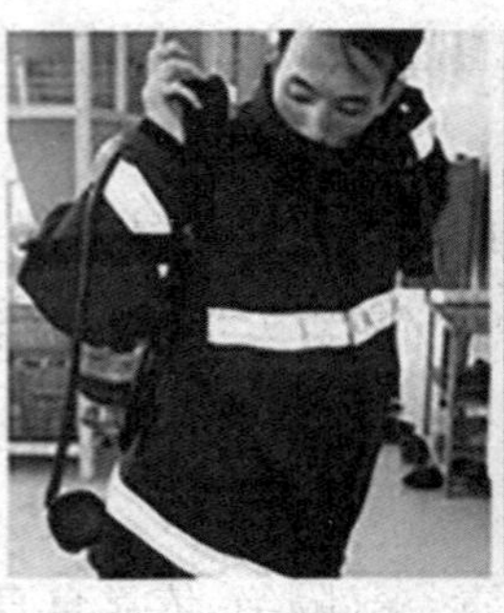
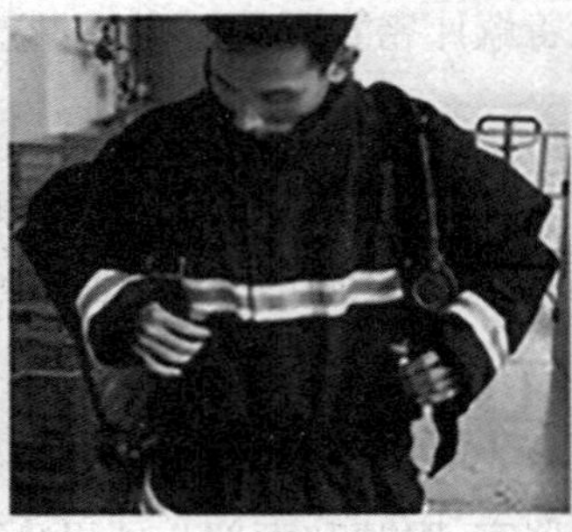
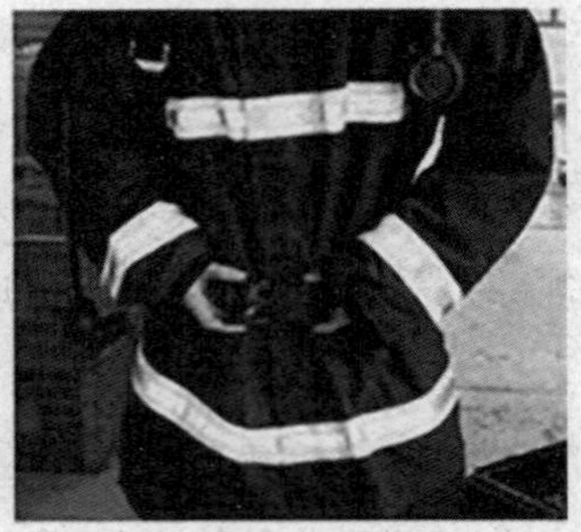

④将网罩两边的松紧带拉松；

⑤把下巴放入面罩，由下向上拉上头网罩，将网罩两边的松紧带拉紧，使全面罩双层密封环紧贴面部；

⑥深吸一口气将供气阀气门打开，呼吸几次感觉舒适后关闭手动开关，按下供气阀开关，检查有无连续的气流供应面罩；

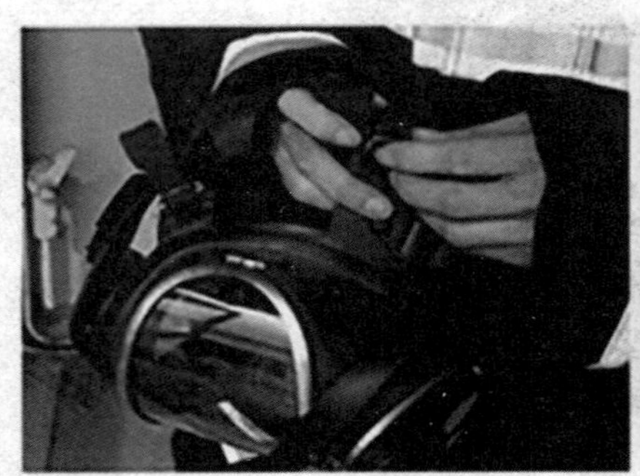
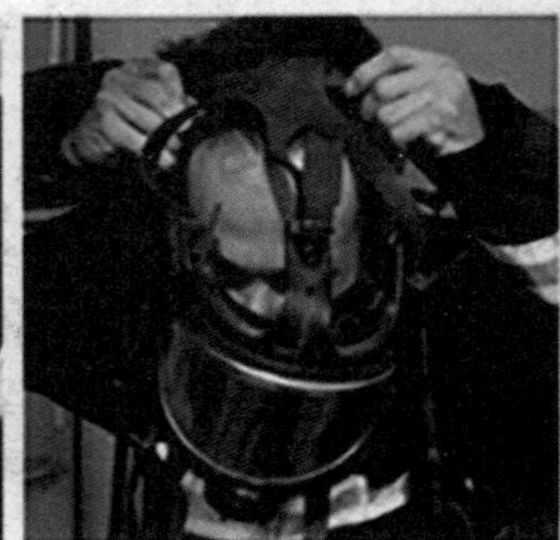
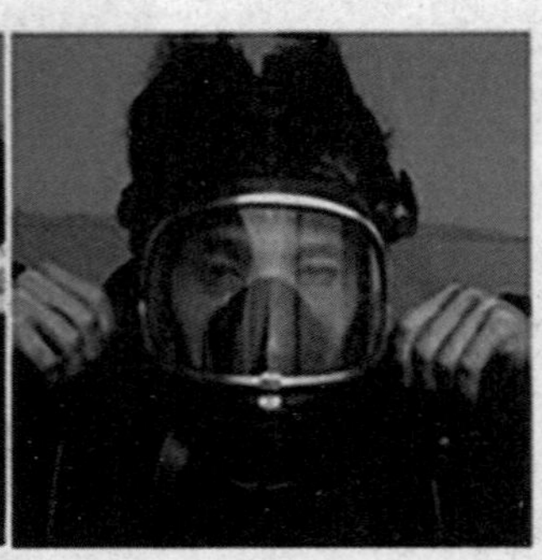

⑦呼吸正常，感觉舒适即可；

⑧在作业过程中供气阀发生故障不能正常供气时，应立即打开供气阀作人工供气，并迅速撤出作业现场。

(3)过程注意

①使用中应使气瓶阀处于完全打开状态；

②必须经常查看气瓶气源压力表，一旦发现高压表指针快速下降或发现不能排除的漏气时，应立即撤离现场；

③使用过程中如果出现呼吸阻力增大、呼吸困难、头晕等不适现象，以及其他不明原因的不适时应及时撤离现场。

(4)卸装方法

①将面罩两边的松紧带扣向外扒开，松开松紧带，将面罩从下向上脱下；

②将供气头卸下并关闭供气阀；

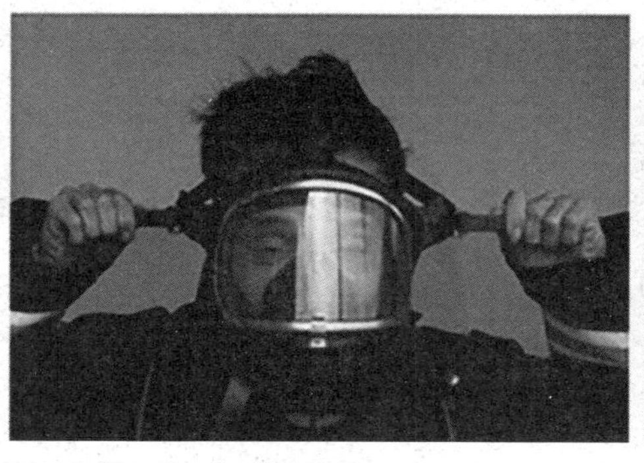
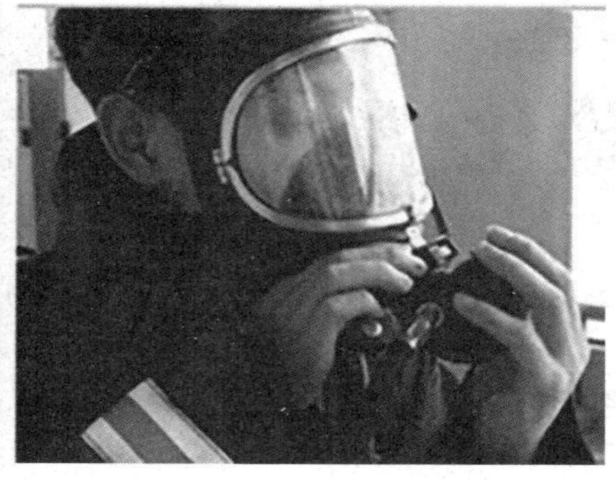

③放松肩带，将呼吸器从肩上卸下；

④关闭气瓶阀开关，打开供气阀，放空系统管内余气，再关闭供气阀。

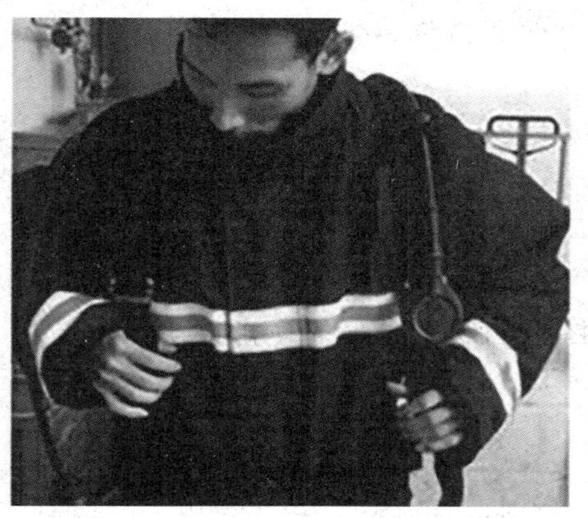
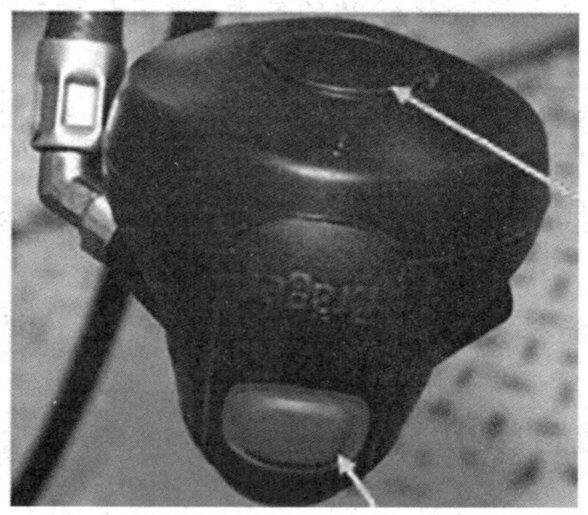

五、注意事项

(1)佩戴半面罩防毒面具、全面罩防毒面具和正压式呼吸器时都要进行气密性的检查，漏气情况不利于安全防护。

(2)滤毒罐或滤毒盒都有使用期限，要及时更换。

项目三
危险化学品

知识目标

1. 掌握危险化学品的分类及特性。
2. 熟悉危险化学品安全标签和安全技术说明书。
3. 熟悉危险化学品的储存、使用和运输安全管理措施。

能力目标

1. 能准确识别危险化学品以及安全标签。
2. 能正确处置和分类存放危险化学品。
3. 能根据危险化学品的种类和特性选择正确的储存、运输和使用方法。

思政目标

1. 能树立安全第一的责任意识，自觉落实安全规范。
2. 能提升安全职业素养，强化安全意识，规范操作，符合企业安全生产要求。

案例分析

反应釜爆炸事故

2023 年 5 月 1 日，聊城某双氧水新材料科技有限公司发生爆炸着火事故，事故造成 10 人死亡、1 人受伤。事故的直接原因是：双氧水装置工作液配置釜用于回收工作液时，吸入大量 70%浓度双氧水，釜内可能存在杂质，造成双氧水剧烈分解，引发配置釜超压爆炸，并波及相邻企业辛醇储罐及部分管线，造成现场人员伤亡。

药品、食品企业在生产过程中，往往需要各种各样的化学原料、化学试剂，它们多数是易燃易爆、有毒有害的化学品，因此我们必须熟悉它们的性质和使用方法，否则就会引起火灾、爆炸或者泄漏，轻则造成人员伤害、设备损坏，重则导致人员伤亡，整个车间毁于一旦，同时造成环境严重污染。因此危险化学品的管理是药品、食品企业安全工作的重中之重。

任务一　危险化学品分类与特性

知识平台

危险化学品是指具有毒害、腐蚀、爆炸、燃烧、助燃等性质，对人体、设施、环境具有危害的剧毒化学品和其他化学品。

一、危险化学品的分类

2013 年 10 月，国家标准化管理委员会分别以国标委公告 2013 年第 20 号和第 21 号发布了新版的《化学品分类和标签规范》系列国家标准（GB 30000.2—2013～GB 30000.29—2013），代替 2006 年 10 月发布的《化学品分类、警示标签和警示性说明安全规范》系列标准（GB 20576—2006～GB 20602—2006），于 2014 年 11 月 1 日起正式实施。GB 30000 系列国标采纳了联合国《全球化学品统一分类和标签制度》（第四版）GHS 中大部分内容，从理化危险、健康危险和环境危险 3 个方面，将危险化学品分为 28 个大类，其中包括 16 个理化危险性分类种类、10 个健康危险性分类种类以及 2 个环境危险性分类种类，如表 3-1 所示。

表 3-1　《化学品分类和标签规范》危险化学品分类

理化危险	爆炸物、易燃气体、气溶胶、氧化性气体、加压气体、易燃液体、易燃固体、自反应物质和混合物、自燃液体、自燃固体、自热物质和混合物、遇水放出易燃气体的物质和混合物、氧化性液体、氧化性固体、有机过氧化物、金属腐蚀物
健康危险	急性毒性、皮肤腐蚀/刺激、严重眼损伤/眼刺激、呼吸道或皮肤致敏、生殖细胞致突变性、致癌性、生殖毒性、特异性靶器官毒性一次接触、特异性靶器官毒性 反复接触、吸入危害
环境危险	对水生环境的危害、对臭氧层的危害

依据《化学品分类和标签规范》（GB 30000—2013），危险化学品按物理、健康或环境危险的性质共分三大类。

1. 理化危险

（1）爆炸物

爆炸物质（或混合物）是指能通过化学反应在内部产生一定速度、一定温度与压力的气体，且对周围环境具有破坏作用的一种固体或液体物质（或其混合物）。爆炸品是包含一种或多种爆炸物质或其混合物的物品。烟火物质（或混合物）是指能发生非爆轰且自供氧放热化学反应的物质或混合物，并产生热、光、声、气、烟或几种效果的组合。烟火制品是包含一种或多种烟火物质或其混合物的物品。烟火物质或混合物无论其是否产生气体都属于爆炸物质。

(2)易燃气体

易燃气体是指在 20 ℃和标准压力 101.3 kPa 时，与空气混合有一定易燃范围的气体。

(3)气溶胶

气溶胶是指喷雾器(系任何不可重新灌装的容器，该容器用金属、玻璃或塑料制成)内装压缩、液化或加压溶解的气体(包含或不包含液体、膏剂或粉末)，并配有释放装置以使内装物喷射出来，在气体中形成悬浮的固态或液态微粒或形成泡沫、膏剂或粉末或者以液态或气态形式出现。

(4)氧化性气体

氧化性气体是指一般通过提供氧气，比空气更能导致或促使其他物质燃烧的任何气体。

(5)加压气体

加压气体是指 20 ℃下，压力等于或大于 200 kPa(表压)下装入贮器的气体，或是液化气体或冷冻液化气体。加压气体包括压缩气体、液化气体、溶解气体、冷冻液化气体。

(6)易燃液体

易燃液体是指闪点不大于 93 ℃的液体。

(7)易燃固体

易燃固体是指容易燃烧的固体，通过摩擦引燃或助燃的固体。它们是与点火源(如着火的火柴)短暂接触能容易点燃且火焰迅速蔓延的粉状、颗粒状或糊状物质的固体。

(8)自反应物质和混合物

自反应物质或混合物是指即使没有氧(空气)也容易发生激烈放热分解的热不稳定液态或固态物质或者混合物。自反应物质或混合物如果在实验室试验中其组分容易起爆、迅速爆燃或在封闭条件下加热时显示剧烈效应，应视为具有爆炸性质。

(9)自燃液体

自燃液体是指即使数量小也能在与空气接触后 5 min 内着火的液体。

(10)自燃固体

自燃固体是指即使数量小也能在与空气接触后 5 min 内着火的固体。

(11)自热物质和混合物

自热物质是指除自燃液体或自燃固体外，与空气反应不需要能量供应就能够自热的固态或液态物质或混合物；此物质或混合物与自燃液体或自燃固体不同之处在于仅在大量(公斤级)并经过长时间(数小时或数天)才会发生自燃。

(12)遇水放出易燃气体的物质和混合物

遇水放出易燃气体的物质和混合物是指通过与水作用，容易具有自燃性或放出危险数量的易燃气体的固态或液态物质和混合物。

(13)氧化性液体

氧化性液体是指本身未必可燃，但通常会放出氧气可能引起或促使其他物质燃烧的液体。

(14)氧化性固体

氧化性固体是指本身未必可燃，但通常会放出氧气可能引起或促使其他物质燃烧的固体。

(15)有机过氧化物

有机过氧化物是指含有二价—O—O—结构和可视为过氧化氢的一个或两个氢原子已被有机基团取代的衍生物的液态或固态有机物。有机过氧化物是热不稳定物质或混合物，容易放热自加速分解。如果有机过氧化物在实验室试验中，在封闭条件下加热时容易爆炸、迅速爆燃或表现出剧烈效应，则可认为它具有爆炸性质。

(16)金属腐蚀物

金属腐蚀物是指通过化学作用会显著损坏甚至毁坏金属的物质或混合物。

2. 健康危险

(1)急性毒性

急性毒性是指经口或经皮肤给予物质的单次剂量或在24 h内给予的多次剂量，或者4 h的吸入接触发生的急性有害影响。

(2)皮肤腐蚀/刺激

皮肤腐蚀是指对皮肤能造成不可逆损害的结果，即施用试验物质4 h内，可观察到表皮和真皮坏死。典型的腐蚀反应具有溃疡、出血、血痂的特征，而且在14天观察期结束时，皮肤、完全脱发区域和结痂处由于漂白而褪色。皮肤刺激是指施用试验物质达到4 h后对皮肤造成可逆损害的结果。

(3)严重眼损伤/眼刺激

严重眼损伤是指将受试物施用于眼睛前部表面进行暴露接触，引起了眼部组织损伤，或出现严重的视觉衰退，且在暴露后的21天内尚不能完全恢复。眼刺激是指将受试物施用于眼睛前部表面进行暴露接触后，眼睛发生的改变，且在暴露后的21天内出现的改变可完全消失，恢复正常。

(4)呼吸道或皮肤致敏

呼吸道致敏物是指吸入后会导致呼吸道过敏的物质。皮肤致敏物是指皮肤接触后会导致过敏的物质。就皮肤致敏和呼吸道致敏而言，引发所需的量一般低于诱发所需的量。

(5)生殖细胞致突变性

该危险类别涉及的主要是可能引起人类生殖细胞发生可遗传给后代的突变的化学品。

但是,在将物质和混合物划归这一危害类别时,还要注意到体外致突变性/遗传毒性试验和哺乳动物体细胞体内致突变性和遗传毒性试验。

(6)致癌性

致癌物是指可导致癌症或增加癌症发病率的物质或混合物。在实施良好的动物实验性研究中诱发良性和恶性肿瘤的物质和混合物,也被认为是假定的或可疑的人类致癌物,除非有确凿证据显示肿瘤形成机制与人类无关。

(7)生殖毒性

生殖毒性是指对成年雄性和雌性的性功能和生育能力的有害影响,以及对子代的发育毒性。生殖毒性被细分为两个主要方面:对性功能和生育能力的有害影响以及对子代发育的有害影响。有些生殖毒性无法很明确是对性功能和生育能力的有害效应还是对子代发育的有害效应。但是,对于具有此类生殖毒性的化学品,应给予一个通用的危害说明。

(8)特异性靶器官毒性(一次接触)

一次接触物质和混合物引起的特异性、非致死性的靶器官毒性作用,包括所有明显的健康效应,可逆的和不可逆的、即时的和迟发的功能损害。

(9)特异性靶器官毒性(反复接触)

反复接触物质和混合物引起的特异性、非致死性的靶器官毒性作用,包括所有明显的健康效应,可逆的和不可逆的、即时的和迟发的功能损害。

(10)吸入危害

吸入特指液态或固态化学品通过口腔或鼻腔直接进入或者因呕吐间接进入气管和下呼吸系统。吸入毒性包括化学性肺炎、不同程度的肺损伤和吸入致死等严重急性效应。

3. 环境危险

(1)对水生环境的危害

急性水生毒性是指可对在水中短时间接触该物质的生物体造成伤害,是物质本身的性质。慢性水生毒性是指可对在水中接触该物质的生物体造成有害影响,接触时间根据生物体的生命周期确定,是物质本身的性质。

(2)对臭氧层的危害

臭氧消耗潜能值是指某种化合物的差量排放相对于同等质量的三氯氟甲烷而言,对整个臭氧层的综合扰动的比值。

《常用危险化学品的分类及标志》(GB 13690—1992)标准规定了常用危险化学品的分类、危险标志及危险特性,对常用危险化学品按危险特性分为 8 个大类并规定了危险性类别、危险标志及危险特性等内容:第 1 类,爆炸品;第 2 类,压缩气体和液化气体;第 3 类,易燃液体;第 4 类,易燃固体、自燃物品和遇湿易燃物品;第 5 类,氧化剂和有机过氧化物;第 6 类,有毒品;第 7 类,放射性物品;第 8 类,腐蚀品。

表 3-2 《常用危险化学品的分类及标志》中危险化学品分类

类别	名称		举例
第 1 类	爆炸品		TNT、硝化甘油等
第 2 类	压缩气体和液化气体	易燃气体	氢气、甲烷、乙炔、硼烷、硅烷等
		不燃气体	氮气、惰性气体、一氧化二氮、六氟化硫、三氯化硼、三氟甲烷、四氟化碳等
		有毒气体	氟、液氯、液氨、溴化氢、磷烷、砷烷、三氟化硼等
第 3 类	易燃液体	低闪点易燃液体	汽油、环己烷、正己烷、丙酮、乙醚等
		中闪点易燃液体	石油醚、甲苯、乙醇、丁酮、异丙醇、乙酸乙酯、乙酸丁酯、环氧树脂等
		高闪点易燃液体	二甲苯、乙基苯、溴苯、苯甲醚、环己酮、松节油等
第 4 类	易燃固体、自燃物品和遇湿易燃物品		黄磷(白磷)、硫黄、碱金属(锂、钠、钾)等
第 5 类	氧化剂和有机过氧化物		过氧化氢、高氯酸、硝酸钾、硝酸银、过硫酸铵、过硫酸钠、溴酸钠、三氧化铬、重铬酸钠、重铬酸钾、硝酸铜、硝酸镍、硝酸铈铵、硝酸铈、亚硝酸钠等
第 6 类	有毒品		氰化钾、氰化金钾、氢氧化钡、五氧化二钒、偏钒酸胺、硫酸汞、氟化钠、氟化铵、氟硼酸铅、硫酸铜、二氯甲烷、四氯化碳、三氯乙烷、三氯乙烯、硫脲、氰化金钾、五氧化二钒、砷化氢(砷烷)、硼烷、液氯、重铬酸钠、氟、三氟化硼等
第 7 类	放射性物品		钴、镭、铀等
第 8 类	腐蚀品		酸类:硝酸、硫酸、盐酸、氢氟酸、氢溴酸、氟硅酸、磷酸、乙酸等 碱类:氢氧化钠、氢氧化钾、四甲基氢氧化铵、乙二胺、氨水等 其他:氯化汞、汞

二、危险化学品的特性

1. 爆炸品

该类化学品指在外界作用下(如受热、受压、撞击等),能发生剧烈的化学反应,瞬时产生大量的气体和热量,使周围压力急骤上升,发生爆炸,对周围环境造成破坏的物品,也包括无整体爆炸危险,但具有燃烧、抛射及较小爆炸危险的物品。标志牌如图 3-1 所示。

图 3-1　爆炸品标志牌

爆炸品主要有以下特性。

(1)不稳定性

爆炸品具有遇酸或受光线照射分解以及与某些金属接触产生不稳定的盐类等特性,被称为不稳定性。如 TNT、硝化甘油会分解生成有毒的氮氧化物且易发生爆炸。

(2)爆炸性

爆炸性是一切爆炸品的主要特性。主要表现为爆炸品在一定外因作用下,能产生剧烈的化学反应,并在极短时间内释放大量的热能和气体而发生爆炸。如火药、炸弹,以及含氮量大于或等于 12.5%的硝酸酯类(硝酸纤维素)等。

(3)敏感性

各类爆炸品的化学组成和结构,决定物质本身的爆炸性,而爆炸的难易程度则取决于物质本身的敏感度。敏感性是确定爆炸品危险性的一个重要标志。

2. 压缩气体和液化气体

该类化学品系指压缩、液化或加压溶解的气体。可以分为易燃气体、不燃气体、有毒气体(标志牌如图 3-2 所示)。例如分析岗位使用的高纯氮气、家庭厨房使用的液化石油气、气割(焊)作业使用的溶解乙炔等。

图 3-2　易燃气体、不燃气体、有毒气体标志牌

其主要有以下特性。

(1)易燃易爆性

可燃气体的主要危险性是易燃易爆,所有处于燃烧浓度范围之内的可燃气体,遇着火源

能发生着火或爆炸,有的可燃气体遇到极微小能量的着火源即可被引爆。

可燃气体着火或爆炸的难易程度,除受着火源能量大小的影响外,还取决于可燃气体的化学组成。可燃气体的化学组成也决定可燃气体的燃烧浓度范围的大小、自燃点高低、燃烧速度的快慢和发热量的多少。常见气体火灾危险性情况如表 3-3 所示。

表 3-3　常见可燃气体的主要性质

气体名称	比重(与空气之比)	自燃点/℃	爆炸极限/%	临界温度/℃	临界压力/MPa	热值/(kJ/m³)
氢	0.07	570	4~75	-240	1.28	10 784
甲烷	0.55	537	5~15	-82.5	4.58	39 333
乙烷	1.04	472	3.22~12.45	32.3	4.82	69 220
丙烷	1.52	446	2.1~49.5	96.8	4.2	93 632
乙烯	0.7	425	2.75~34	9.6	5.05	62 294
丙烯	1.45	410	2~11	92.3	4.5	86 944
丁烯	1.93	384	1.6~9.4	146	4	114 950
乙炔	0.91	335	2.5~82	36	6.2	57 684
环氧乙烷	1.5	429	3~80	—	—	—
硫化氢	1.19	246	4.3~46	100.4	8.89	14 730
一氧化碳	0.97	610	12.5~74	-138.7	4.6	12 728
液化石油气	—	446~480	1.9~11	—	—	38 372~42 092
天然气	—	570~750	1.1~16	—	—	14 504~39 459
水煤气	—	550~600	6.9~69.5	—	—	10 450

(2)扩散性

处于气体状态的任何物质都没有固定的形态和体积,且能自发地充满任何容器。由于空气的分子间距大、相互作用力小,所以非常容易扩散。压缩气体和液化气体同样具有这种扩散性。

(3)可缩性和膨胀性气体的胀缩性

如果盛装压缩或液化气体的容器(钢瓶)在储运过程中受到高温、暴晒等热源作用,容器内气体就会急剧膨胀,产生比原来更大的压力,当压力超过容器的耐压强度时,就会引起容器的膨胀爆炸,造成伤亡事故。因此,压缩气体和液化气体在储存、运输和使用过程中,一定要采取防火、防晒、隔热等措施,在向容器充装时,要注意极限温度和压力,严格控制充装装置,防止超装、超温、超压造成事故。

(4)腐蚀性

主要是一些含氢、硫元素的气体具有腐蚀性。如硫化氢、硫氧化碳都能腐蚀设备,削弱设备的耐压强度，严重时可能导致设备系统裂隙、漏气，引起火灾等事故。例如危险性很大的氢，氢在高压下会渗透到碳素中去，使金属容器发生“氢脆”变疏，盛装这类气体的容器一定要采取防腐措施，如用高压合金钢制造，并含一定量铬、钼等稀有金属，还要定期检验其耐压强度，防止发生意外。

(5)有毒性

压缩性气体和液化气体，除氧气和压缩空气外，大多具有一定毒性。例如氰化氢，当空气中的浓度达到 300 mg/m^3 时，能够致人立即死亡；200 mg/m^3 时，10 min 后死亡；100 mg/m^3 时，一般 1 h 后死亡。其中有些气体不仅有剧毒，而且易燃，如氰化氢、硫化氢、二甲胺、溴甲烷、三氟氯乙烯等。一些可燃气体的有毒性和容许浓度如表 3-4 所示。

表 3-4　一些可燃气体的有毒性和容许浓度

气体名称	容许浓度/(mg/m^3)	短期暴露时对健康的相对危害	超过容许浓度吸入的主要影响
磷化氢	0.4	中毒	剧毒
硫化氢	15	中毒	—
氰化氢	1	中毒	吸入或渗入皮肤，剧毒
氯乙烯	1 300	麻醉中毒	—
氯甲烷	210	中毒	慢性中毒
一氧化碳	55	中毒	化学窒息
环氧乙烷	90	刺激中毒	—
液化石油气	1 800	麻醉	—
甲醛	3	刺激	皮肤、呼吸道过敏

(6)窒息性

压缩和液化气体中除氧气和压缩空气外，都有窒息性。如二氧化碳、氮气、氦气等，这些气体一旦泄漏于房间或大型设备或装置内，均会造成现场人员窒息。

3. 易燃液体

易燃液体（标志牌如图 3-3 所示）是指在常温下遇火、受热或与氧化剂接触容易燃烧或爆炸的液体物质，其闪点不高于 61 ℃，包括易燃的液体、液体混合物和含有固体物质的液体。这类物质大多是有机化合物。闪点是易燃液体燃爆危险性的一个重要指标，按闪点将此类危险化学品分为以下三类：

第一类是低闪点液体：闪点低于-18 ℃的液体，如乙醚（闪点为-45 ℃）、丙酮（闪点为-20 ℃）等。

第二类是中闪点液体：闪点为-18~23 ℃的液体，如苯（闪点为-11 ℃）、乙醇（闪点为 12 ℃）等。

第三类是高闪点液体：闪点为 23～61 ℃的液体，如丁醇（闪点为 35 ℃）、氯苯（闪点为 28 ℃）等。

在医药行业中，许多溶剂都是易燃液体，如甲醇、乙醇、丙酮、汽油、苯、甲苯、二甲苯、乙醚等，这类物质在生产中需重点管理。

图 3-3　易燃液体标志牌

易燃液体主要有以下特性。

（1）易挥发性

易燃液体大多属于沸点低、挥发性强的物质，随着温度的升高，挥发速度加快，当蒸气在空气中达到一定浓度时遇火易燃烧、爆炸。

（2）受热膨胀性

易燃液体和其他液体一样，也有受热膨胀性，储存于密闭容器中的易燃液体受热后，蒸气压力增大，如超过容器的压力限度，就会造成容器膨胀，以致爆裂。由于易燃液体的热膨胀性，需要对易燃液体的容器进行检查，检查容器是否留有不少于 5%的空隙、夏天是否储存在阴凉处或是否采取了降温措施加以保护。

（3）流动扩散性

易燃液体的黏度一般都很小，而且大多数易燃液体的比重较小且不溶于水，会随水流动而扩散。其还有渗透、浸润作用，即使容器只有细微裂缝，易燃液体也会渗出，扩大其表面积，不断扩散，使空气中的蒸气浓度增高，并向四周扩散。

（4）带电性

多数易燃液体都是电介质，在管道、储罐、槽车、油船的输送、灌注过程中，忌讳摇晃、搅拌和高速流动，以防产生静电，引起燃烧和爆炸。

（5）毒害性

大多数易燃液体都有一定的毒性，对人体的内脏器官和系统有毒害作用。

4. 易燃固体、自燃物品和遇湿易燃物品

易燃固体、自燃物品和遇湿易燃物品（标志牌如图 3-4 所示）都是指容易引起火灾的化学品。易燃固体指燃点较低，遇火、受热、撞击、摩擦或与某些物品（如氧化剂）接触后，会引起强烈燃烧，可能产生有毒烟雾或有毒气体的固体，如硫磺、红磷、镁粉等。

图 3-4 易燃固体、自燃物品和遇湿易燃物品标志牌

易燃固体主要有以下特性。

(1)易燃性

易燃固体容易被氧化,受热易分解或升华,遇火种、热源常会引起强烈、连续的燃烧。

(2)可分散性与氧化性

固体具有可分散性。一般来讲,物质的颗粒越细其比表面积越大,分散性就越强。当固体粒度小于0.01 mm时,可悬浮于空气中,这样能充分与空气中的氧接触发生氧化作用。

(3)热分解性

某些易燃固体受热后不熔融,而发生分解现象。一般来说,热分解的温度高低直接影响危险性的大小,受热分解温度越低的物质,其火灾爆炸危险性就越大。

(4)对撞击、摩擦的敏感性

易燃固体对摩擦、撞击、震动也很敏感。

(5)毒害性

许多易燃固体有毒,或燃烧产物有毒或有腐蚀性。

自燃物品是指自燃点低,不需要外界火源的作用,在空气中易发生氧化反应,放出热量,而自行燃烧的物品,如硝化甘油、白磷等。自燃物品主要有以下特性。

(1)极易氧化

自燃的发生是由于物质的自行发热和散热速度处于不平衡状态而使热量积蓄的结果。自燃物品多具有易氧化、易分解的性质,且燃点较低。在未发生自燃前,一般都经过缓慢的氧化过程,同时产生一定热量,当产生的热量越来越多,温度逐渐升高,当温度达到该物质的自燃点时便会自发地着火燃烧。

(2)易分解

某些自燃物质的化学性质很不稳定,在空气中会自行分解,积蓄的分解热也会引起自燃等。

遇湿易燃物品是指遇水或受潮时,发生剧烈化学反应,放出大量的易燃气体和热量的物品,如钠、钾。遇湿易燃物品主要有以下特性。

(1)遇水或酸反应性强

遇水、潮湿空气和酸能发生剧烈化学反应,放出易燃气体和热量,极易引起燃烧或爆炸。

(2)腐蚀性或毒性强

某些遇湿易燃物品具有腐蚀性或毒性,如硼氢类化合物有剧毒。

5. 氧化剂和有机过氧化物

氧化剂和有机过氧化物(标志牌如图 3-5 所示)是指具有氧化性,容易引起燃烧、爆炸的化学品。

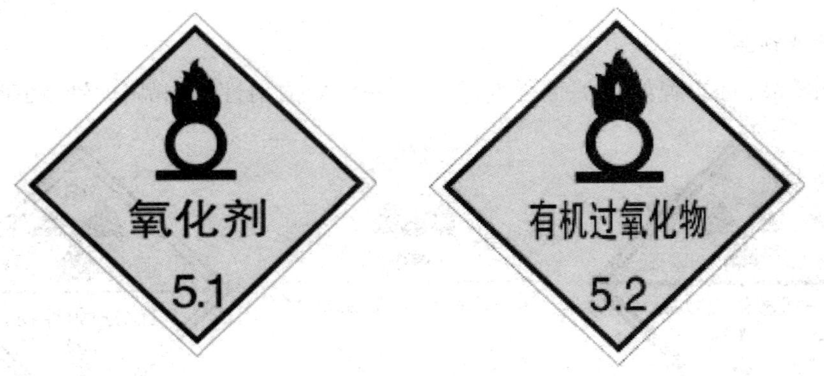

图 3-5　氧化剂和有机过氧化物标志牌

(1)氧化剂是指处于高氧化态,具有强氧化性,易分解并放出氧和热量的物质。包括含有过氧基的无机物,其本身不一定可燃,但能导致可燃物的燃烧,与松软的粉末状可燃物能组成爆炸性混合物,对热、震动或摩擦较敏感,如高氯酸、氯酸钾、高锰酸钾等。

(2)有机过氧化物是指分子组成中含有过氧基的有机物,其本身易燃易爆,极易分解,对热、震动或摩擦极为敏感,如过氧化苯甲酰、过氧化二叔丁醇、过氧化甲乙酮等。

6. 有毒品

(1)毒害品

该类化学品系指进入肌体后,累积达一定的量,能与体液和器官组织发生生物化学作用或生物物理学作用,扰乱或破坏肌体的正常生理功能,引起某些器官和系统暂时性或持久性的病理改变,甚至危及生命的物品,如氰化钾、砷酸盐、氯乙醇、稠环芳烃等。

(2)感染性物品

感染性物品指已知或有理由认为含有病原体的物质。它包括生物制品、诊断样品、基因突变的微生物、生物体和其他媒介,如病毒蛋白等。

毒害品和感染性物品标志牌如图 3-6 所示。

图 3-6 毒害品和感染性物品标志牌

7. 放射性物品

该类化学品(标志牌如图 3-7 所示)系指具有一定放射性的物品,如铀、镭等。

图 3-7 放射性物品标志牌

放射性物品主要有以下特性。

(1)放射性

危害主要表现为对造血系统的破坏,最初表现为白细胞减少、骨髓抑制等,有时呈现出类似感冒的症状。

(2)毒害性

如钋-210,它属于极毒性核素,容易通过核反冲作用而形成放射性气溶胶,污染环境和空气,甚至能透过皮肤进入人体,能长期滞留于骨、肺、肾和肝中,其辐射效应会引起肿瘤。

(3)不可抑制性

不能用化学方法中和、物理或其他方法使其不放出射线,只有通过放射性物品的自身衰变使放射性衰减到一定的水平。而许多放射性元素的半衰期十分长,并且衰变的产物又是新的放射性元素,只能设法(如稀释排放法、放置衰变法、沥青固化法、水泥固化法等)把放射性物品清除或者使用适当的材料予以屏蔽。

8. 腐蚀品

腐蚀品(标志牌如图 3-8 所示)是指能灼伤人体组织并对金属等物品造成损坏的固体或液体。即与皮肤接触在 4 h 内出现可见坏死现象,或者温度在 55 ℃时,对 20 号钢的表面年均腐蚀超过 6.25 mm 的固体或液体。

按化学性质,腐蚀品分为以下三类:

第一类是酸性腐蚀品,如硫酸、硝酸、盐酸。

第二类是碱性腐蚀品,如氢氧化钠、氢氧化钾、乙醇钠等。

第三类是其他腐蚀品,如亚氯酸钠溶液、氯化铜、氯化锌。

图 3-8　腐蚀品标志牌

腐蚀品主要有以下特性。

(1)腐蚀性

在化学危险物品中,腐蚀品是化学性质比较活泼,能和很多金属、有机化合物、动植物机体等发生化学反应的物质。这类物质能灼伤人体组织,对金属、动植物机体、纤维制品等具有强烈的腐蚀作用。

(2)氧化性

如硝酸、硫酸、高氯酸、溴素等,当这些物品接触木屑、食糖、纱布等可燃物时,会发生氧化反应,引起燃烧。

(3)易燃性

许多有机腐蚀物品都具有易燃性,如甲酸、冰醋酸、苯甲酰氯、丙烯酸等。

(4)毒性

多数腐蚀品有不同程度的毒性,有的还是剧毒品。

▶▶知识链接

毒品、易制毒化学品和易制爆化学品

毒品一般是指使人形成瘾癖的药物,这里的药物一词是个广义的概念,主要指吸毒者滥用的鸦片、海洛因、冰毒等,还包括具有依赖性的天然植物、烟、酒和溶剂等,与医疗用药物是不同的概念。

毒品种类很多,范围很广,分类方法也不尽相同。从毒品的来源看,可分为天然毒品、半合成毒品和合成毒品三大类。天然毒品是直接从毒品原植物中提取的毒品,如鸦片。半合

成毒品由天然毒品与化学物质合成而得,如海洛因。合成毒品完全用有机合成的方法制造,如冰毒。从毒品对人中枢神经的作用看,可分为抑制剂、兴奋剂和致幻剂等。抑制剂能抑制中枢神经系统,具有镇静和放松作用,如鸦片类。兴奋剂能刺激中枢神经系统,使人兴奋,如苯丙胺类。致幻剂能使人产生幻觉,导致自我歪曲和思维分裂,如麦司卡林。从毒品的自然属性看,可分为麻醉药品和精神药品。麻醉药品是指对中枢神经有麻醉作用,连续使用易产生身体依赖性的药品,如鸦片类。精神药品是指直接作用于中枢神经系统,使人兴奋或抑制,连续使用能产生依赖性的药品,如苯丙胺类。从毒品流行的时间顺序看,可分为传统毒品和新型毒品。传统毒品一般指鸦片、海洛因等阿片类流行较早的毒品。新型毒品是相对传统毒品而言的,主要指冰毒、摇头丸等人工化学合成的致幻剂、兴奋剂类毒品。

易制毒化学品是指可以作为原料或辅料制成毒品的化学品。通常是盐酸、硫酸、部分有机物、有机溶剂和极少数强氧化剂。依据中华人民共和国国务院令(第445号)《易制毒化学品管理条例》,易制毒化学品分为三类。第一类是可以用于制毒的主要原料,如麻黄素、伪麻黄素、消旋麻黄素、去甲麻黄素、甲基麻黄素、麻黄浸膏、麻黄浸膏粉等麻黄素类物质和黄樟素、胡椒醛、邻氨基苯甲酸等;第二类、第三类是可以用于制毒的化学配剂。如第二类:苯乙酸、醋酸酐、三氯甲烷、乙醚、哌啶;第三类:甲苯、丙酮、甲基乙基酮、高锰酸钾、硫酸、盐酸等。

易制爆化学品是指可用于制造爆炸物品的化学品。由于其性质不稳定,容易引起火灾、爆炸等意外事故,给人们的生命财产安全带来严重危害,因此对易制爆化学品的管理和安全使用尤为重要。根据《易制爆危险化学品名录》的规定,易制爆化学品主要分为:爆炸物,可以自燃、剧烈分解或迅速发生化学反应,从而产生大量热量和气体引起爆炸,如硝化甘油等;氧化剂,可以与其他物质发生氧化反应,从而放出大量能量,易引起火灾或爆炸,如过氧化氢等;燃料,如氢气、液态燃料等;有机过氧化物,由于其分子内含有过氧化物以及高能化学键,会自发分解产生大量热量和气体,从而引起爆炸,如乙醇过氧化物等;其他易制爆化学品,如亚硝酸乙酯、酚酞等。

易制爆危险化学品名录

易制毒化学品名录

三、危险化学品安全标签及安全技术说明书

1. 危险化学品安全标签

危险化学品安全标签是用文字、图形符号和编码的组合形式表示化学品所具有的危险性和安全注意事项。《化学品安全标签编写规定》(GB 15258—2009)规定了危险化学品安全标签的内容、格式和制作等事项。具体内容如下：

(1)名称。用中文和英文分别标明危险化学品的通用名称。名称要求醒目、清晰,位于标签的正上方。

(2)分子式。可用元素符号和数字表示分子中各原子数,分子式居名称的下方。若是混合物,此项可省略。

(3)化学成分及组成。标出化学品的主要成分和含有的有害成分、含量和浓度。

(4)编号。应标明联合国危险货物运输编号和中国危险货物运输编号,分别用 UN No. 和 CN No. 表示。

(5)标志。采用联合国《关于危险货物运输的建议书》和《常用危险化学品的分类及标志》(GB 13690—2009)规定的符号。每种化学品最多可选用两个标志。标志符号居标签右边。

(6)警示词。根据化学品的危险程度,分别用危险、警告、注意三个警示词进行危害程度的警示。当某种化学品具有两种及两种以上的危险性时,用危险性最大的警示词。警示词一般位于化学品名称的下方,要求醒目、清晰。常见警示词的应用如表 3-5 所示。

表 3-5 警示词的应用

警示词	危险化学品危险性类别
危险	爆炸品、易燃液体、有毒气体、低闪点液体、一级自燃物品、一级遇湿易燃物品、一级氧化剂、有机过氧化物、剧毒品、一级酸性腐蚀品
警告	不燃气体、中闪点液体、一级易燃固体、二级遇湿易燃物品、二级氧化剂、二级酸性腐蚀品、一级碱性腐蚀品
注意	高闪点液体、二级遇湿易燃物品、有害品、二级碱性腐蚀品、其他腐蚀品

(7)危险性概述。简要概述化学品燃烧、爆炸的危险特性、健康危害和环境危害。说明要与安全技术说明书的内容相一致。危险性概述居于警示词的下方。

(8)安全措施。表述化学品在其处置、搬运、储存和使用作业中所必须注意的事项和发生意外时简单有效的救护措施等,要求内容简明扼要、重点突出。

(9)灭火。若化学品为易(可)燃或助燃物质,应提示有效的灭火剂、禁用的灭火剂,以及灭火注意事项。

(10)批号。注明生产日期和生产批次。

(11)提示向生产销售企业索取安全技术说明书。

(12)生产企业的名称、地址、邮编、电话。

(13)填写化学品生产企业的应急咨询电话和国家化学事故应急咨询电话。

安全标签如图 3-9、图 3-10 所示。

××省××市
××化工有限公司

商标

××牌

放置方向和标示：

净 重：××

总 重：××

批 号：××

Phenol 苯酚 C_6H_5OH

危险

剧毒，强腐蚀品

安全措施：

- 远离火种、热源，贮于阴凉通风处
- 应与氧化剂、食用化学品分储分运
- 避光保存，切勿受潮，防止破损
- 用水彻底冲洗身体接触部位，误食者，迅速就医

灭火措施：

雾状水、泡沫、二氧化碳、沙土

请向生产企业索取安全技术说明书

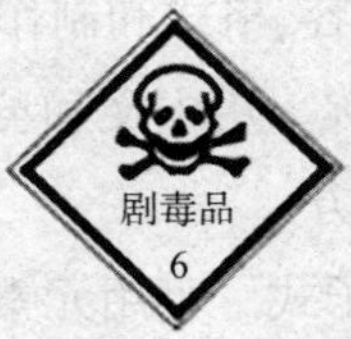

剧毒品 6

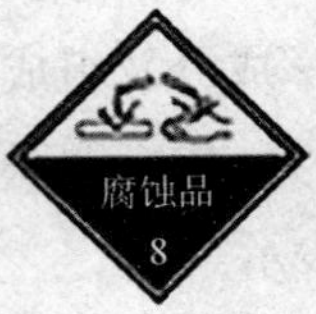

腐蚀品 8

生产厂商：××省××市××化工有限公司 邮编：××××××

地址：××省××市××区××路××号 电话：×××-××××××

UN NO.167 CN NO.61067

应急咨询电话：×××-××××××

图 3-9 苯酚的安全标签

××省××市
××化工有限公司

商标

××牌

放置方向和标示：

净 重：××

总 重：××

批 号：××

Butyl acetate 乙酸丁酯 $C_6H_{12}O_2$

警告

高度易燃，强刺激性

安全措施：

- 贮于阴凉通风处，远离火种、热源
- 与氧化剂、酸碱类等分储分运
- 禁止使用易产生火花的工具
- 误食，饮温水，催吐

灭火措施：

抗溶性泡沫、二氧化碳、干粉、沙土

请向生产企业索取安全技术说明书

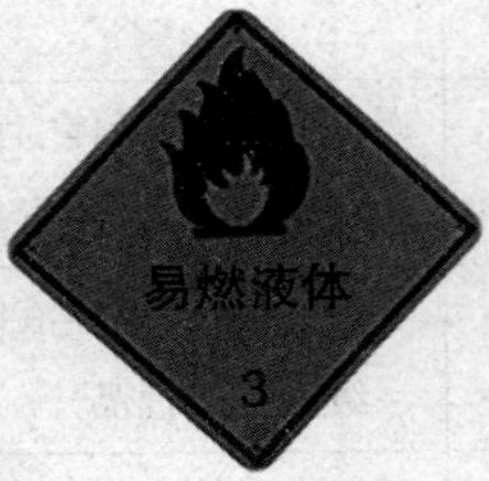

易燃液体 3

生产厂商：××省××市××化工有限公司 邮编：××××××

地址：××省××市××区××路××号 电话：×××-××××××

UN NO.1123 CN NO.32130

应急咨询电话：×××-××××××

图 3-10 乙酸丁酯的安全标签

2. 危险化学品安全技术说明书

危险化学品安全技术说明书是一份关于危险化学品燃爆、毒性和环境危害、安全使用储存、泄漏应急处置、主要理化参数、法律与法规等方面信息的综合性文件。

国家标准《化学品安全技术说明书》(GB/T 16483—2008)规定了化学品说明书的内容和项目顺序,共包括 16 项内容,具体内容如下。

(1)化学品及企业标识

主要标明化学品的中文名称、英文名称,生产企业名称、地址、邮编、电话、电子邮箱、传真等信息。

(2)成分/组成信息

主要说明该化学品是纯品还是混合物。纯品要写出化学品名称、索引登记号(CAS)。

(3)危险性概述

简要概述本化学品最重要的危害和效应,主要有危险性类别、环境危害、燃爆危险。

(4)急救措施

作业人员受到意外伤害时,所需采取的现场自救或互救的简要处理方法,包括皮肤接触、眼睛接触、吸入、食入的急救措施。

(5)消防措施

表示化学品的物理和化学特殊危险性,适合的灭火介质、不适合的灭火介质、消防人员个体防护等方面的信息,包括危险特性、有害燃烧产物、灭火方法、灭火剂、灭火注意事项等。

(6)泄漏应急处理

化学品泄漏后,现场可能采用的简单而有效的应急措施、注意事项和消除方法,包括应急行动、应急人员防护、环保措施、消除方法等。

(7)操作处置与储存

指化学品操作处置和安全储存方面的信息,包括操作处置作业中的安全注意事项、安全储存和注意事项。

(8)接触控制和个体防护

在生产、操作处置、搬运和使用化学品的作业过程中,为保护作业人员免受化学品危害而采取的防护方法和手段,包括最高允许浓度、监测方法、工程控制、呼吸系统防护、眼睛防护、身体防护、手防护、其他防护。

(9)理化特性

主要描述化学品的外观及理化性质等方面的信息,包括外观与性状、pH、沸点、相对密度、临界温度、临界压力、闪点、爆炸极限、引燃温度等数据。

(10)稳定性和反应性

主要叙述化学品的稳定性和反应性方面的信息,包括稳定性、禁配物、应避免接触的条件、聚合危害、分解产物等。

(11)毒理学信息

提供化学品的毒理学信息,包括急性毒性、亚急性毒性、慢性毒性、刺激性、致敏性、致突变性、致畸性、致癌性等。

(12)生态学信息

主要陈述化学品的环境生态效应、行为和转归,包括生态毒性、生物降解性、非生物降解性、生物富集或生物积累性、其他有害作用。

(13)废弃处置

对被化学品污染的包装和无使用价值的化学品的安全处理方法,包括废弃处置方法和废弃注意事项等。

(14)运输信息

主要指国内、国际化学品包装,运输的要求及运输规定的分类和编号,包括危险货物编号、UN 编号、包装标志、包装类别、包装方法、运输注意事项等。

(15)法规信息

主要指化学品管理方面的法律条款和标准。

(16)其他信息

主要提供其他对安全有重要意义的信息,包括参考文献、填表时间、填表部门、数据审核单位、修改说明等。苯的安全技术说明书如下所示。

苯的安全技术说明书

产品名称:苯	按照 GB/T 16483 编制
修订日期:××××年××月××日	SDS 编号:
最初编制日期:××××年××月××日	版本:2 版

第一部分　化学品及企业标识

化学品中文名称:苯	**化学品俗名或商品名:纯苯**
化学品英文名称:benzene	**企业名称:**
地址:	**邮编:**
电子邮件地址:	**传真号码:**
企业应急电话:	**技术说明书编码:**

第二部分　危险性概述

紧急情况概述:无色液体,有芳香气味。易燃液体和蒸气。其蒸气与空气可形成爆炸性混合物。重度中毒出现意识障碍、呼吸循环衰竭、猝死。损害造血系统。可致白血病。

GHS 危险性类别:易燃液体,类别 2;皮肤腐蚀/刺激,类别 2;严重眼睛损伤/眼睛刺激性,类别 2;致癌性,类别 1A;吸入危害,类别 1;对水环境危害-急性,类别 2;对水环境危害-慢性,类别 3。

标签要素:

象形图:

 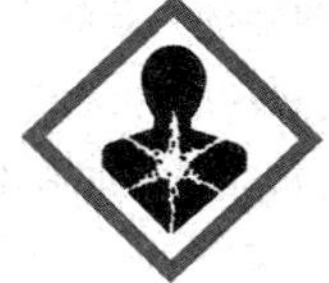 

警示词:危险。

危险性说明:易燃液体和蒸气,引起皮肤刺激,引起严重眼睛刺激,可致癌,可引起遗传性缺陷,可能引起昏睡或眩晕,长时间或反复接触引起器官损伤,吞入及进入呼吸道可能致命,对水生生物有毒,对水生生物有害且有长期影响。

防范说明:

预防措施:远离热源、火花、明火,使用不产生火花的工具作业。保持容器密闭,采取防止静电措施,容器和接收设备接地连接。使用防爆电器、通风、照明及其他设备。直接接触戴防护手套、防护面罩。吸(食)入者迅速就医。作业场所不得进食、饮水、吸烟。

事故响应:火灾时使用泡沫、干粉、二氧化碳、砂土灭火。如果吸入,脱离污染区至空气新鲜处。如果呼吸停止,立即进行人工呼吸。如果呼吸困难,给吸氧。如果呼吸困难持续,就医。如皮肤(或头发)接触,立即脱掉所有被污染的衣服,用大量肥皂水和水冲洗皮肤/淋浴,如发生皮肤刺激,就医。如接触眼睛,立即提起眼睑,用流动清水冲洗 15 分钟,如果眼睛刺激持续,就医。如果食入,禁止催吐,饮水或牛奶,立即寻求医生或医疗机构的帮助。被污染的衣服洗净后方可重新使用。

安全储备:在阴凉、通风良好处储存,保持容器密闭。

废弃处置:建议用焚烧法处置。

物理化学危害:易燃液体和蒸气。其蒸气与空气混合,能形成爆炸性混合物。遇明火、高热能引起燃烧爆炸。与强氧化剂能发生强烈反应。流速过快,容易产生和集聚静电。其蒸气比空气重,能在较低处扩散到相当远的地方,遇火源会着火回燃。

健康危害:高浓度苯对中枢神经系统有麻醉作用,引起急性中毒;长期接触苯对造血系统有损害,引起慢性中毒。急性中毒轻者有头痛、头晕、恶心、呕吐、轻度兴奋、步态蹒跚等酒醉状态,可伴有黏膜刺激;严重者发生烦躁不安、昏迷、抽搐、血压下降,以致呼吸和循环衰竭。可发生心室颤动。呼气苯、血苯、尿酚测定值增高。慢性中毒主要表现有神经衰弱综合征;造血系统改变,如白细胞、血小板减少,重者出现再生障碍性贫血;少数病例在慢性中毒后可发生白血病(以急性粒细胞性为多见)。皮肤损害有脱脂、干燥、皲裂、皮炎。可致月经量增多与经期延长。

环境危害:对水体、土壤和大气可造成污染。

燃爆危险:易燃,其蒸气与空气混合,能形成爆炸性混合物。

第三部分　成分/组成信息

纯品✍　　　混合物□

化学品名称:

有害物成分	含量	CAS No.
苯	≥99.0%	71-43-2

第四部分　急救措施

皮肤接触:脱去污染的衣着,用肥皂水和清水彻底冲洗皮肤。如有不适感,就医。

眼睛接触:提起眼睑,用流动清水或生理盐水冲洗。如有不适感,就医。

吸入:迅速脱离现场至空气新鲜处。保持呼吸道通畅。如呼吸困难,给输氧。如呼吸停止,立即进行心肺复苏术。就医。

食入:饮水,禁止催吐。如有不适感,就医。

第五部分　消防措施

危险特性:易燃,其蒸气与空气可形成爆炸性混合物,遇明火、高热极易燃烧爆炸。与氧化剂能发生强烈反应。易产生和聚集静电,有燃烧爆炸危险。其蒸气比空气重,能在较低处扩散到相当远的地方,遇火源会着火回燃。

有害燃烧产物:一氧化碳、二氧化碳。

灭火方法及灭火剂:用泡沫、干粉、二氧化碳、砂土灭火。

灭火注意事项:消防人员必须佩戴空气呼吸器、穿全身防火防毒服,在上风向灭火。喷水保持火场容器冷却,可能的话将容器从火场移至空旷处。容器突然发出异常声音或出现异常现象,应立即撤离。用水灭火无效。

第六部分　泄漏应急处理

应急处理:消除所有点火源。根据液体流动和蒸气扩散的影响区域划定警戒区,无关人员从侧风、上风向撤离至安全区。建议应急处理人员戴自给正压式空气呼吸器,穿防毒、防静电服,戴橡胶耐油手套。作业时使用的所有设备应接地。禁止接触或跨越泄漏物。尽可能切断泄漏源。

环境保护:防止泄漏物进入水体、下水道、地下室或有限空间。

泄漏处置:陆地泄漏,小量泄漏用砂土或其他不燃材料吸附或吸收,也可以用大量水冲洗,洗水稀释后放入废水系统。大量泄漏构筑围堤或挖坑收容;用泡沫覆盖,降低蒸气灾害;用防爆泵转移至槽车或专用收集器内,回收或运至废物处理场所处置。水上泄漏,如没有危险,可采取措施阻止泄漏,立即用围油栅限制溢漏范围,从表面撇去,并警告其他船只。上述泄漏处置建议是根据该材料最可能的泄漏情况提出的;然而,各种自然条件都可能对所采取的方案有很大影响,为此应咨询当地专家。注意:当地法规可能对所采取的方案有规定或限制。

第七部分　操作处置与储存

操作注意事项:密闭操作,加强通风。操作人员必须经过专门培训,严格遵守操作规程。建议操作人员佩戴自吸过滤式防毒面具(半面罩),戴化学安全防护眼镜,穿防毒物渗透工作服,戴橡胶耐油手套。远离火种、热源,工作场所严禁吸烟。使用防爆型的通风系统和设备。防止蒸气泄漏到工作场所空气中。避免与氧化剂接触。灌装时应控制流速,且有接地装置,防止静电积聚。搬运时要轻装轻卸,防止包装及容器损坏。配备相应品种和数量的消防器材及泄漏应急处理设备。倒空的容器可能残留有害物。

储存注意事项:储存于阴凉、通风的库房。远离火种、热源。库温不宜超过 30 ℃。保持容器密封。应与氧化剂、食用化学品分开存放,切忌混储。采用防爆型照明、通风设施。禁止使用易产生火花的机械设备和工具。储区应备有泄漏应急处理设备和合适的收容材料。

第八部分　接触控制/个体防护

生物限值:尿中 S-苯巯基脲酸,班末采样,25 μg/g 肌酐;尿中 t,t-粘康酸,班末采样,500 μg/g 肌酐。

监测方法:溶剂解析-气相色谱法,热解吸-气相色谱法,直接进样-气相色谱法。

工程控制:生产过程密闭,加强通风。提供安全淋浴和洗眼设备。

呼吸系统防护:空气中浓度超标时,佩戴自吸过滤式防毒面具(半面罩)。紧急事态抢救或撤离时,应该佩戴空气呼吸器。

眼睛防护:戴化学安全防护眼镜。

身体防护:穿防毒物渗透工作服。

手防护:戴橡胶耐油手套。

其他防护:工作现场禁止吸烟、进食和饮水。工作完毕,淋浴更衣。

第九部分　理化特性

外观与性状:无色或黄色透明液体,有强烈芳香味。

pH:无资料　　熔点(℃):5.5

相对密度(水=1):0.88　　沸点(℃):80.1

相对蒸气密度(空气=1):2.77　　饱和蒸气压(kPa):9.95(20℃)

燃烧热(kJ/mol):-3 264.4　　临界温度(℃):289.5

临界压力(MPa):4.92　　辛醇/水分配系数的对数值:2.15

闪点(℃):-11　　爆炸上限%(V/V):8.0

引燃温度(℃):560　　爆炸下限%(V/V):1.2

溶解性:不溶于水,溶于乙醇、乙醚、丙酮等多数有机溶剂。

主要用途:用作溶剂及合成苯的衍生物、香料、染料、塑料、医药、炸药、橡胶等。

第十部分　稳定性和反应活性

稳定性:稳定　　禁配物:强氧化剂、酸类、卤素等

避免接触的条件:无资料　　聚合危害:不聚合

第十一部分　毒理学资料

急性毒性:(1)LD_{50}:1 800 mg/kg(大鼠经口),4 700 mg/kg(小鼠经口),8 272 mg/kg(兔经皮)。(2)LC_{50}:31 900 mg/m^3,7 h(大鼠吸入)。

亚急性和慢性毒性:家兔吸入 10 mg/m^3,数天到几周,引起白细胞减少,淋巴细胞百分比相对增加。慢性中毒动物造血系统改变,严重者骨髓再生不良。

刺激性:(1)家兔经眼:2 mg(24 h),重度刺激。(2)家兔经皮:500 mg(24 h),中度刺激。

致突变性:(1)DNA 抑制:人白细胞 2 200 μmol/L。(2)姐妹染色单体交换:人淋巴细胞 200 μmol/L。(3)细胞遗传学分析:人吸入 125 ppm(1a)。(4)体细胞突变:人淋巴细胞 1 m/L。

致畸性:小鼠孕后 6~15 d 吸入最低中毒剂量(TCLo)5 ppm,致血和淋巴系统发育畸形(包括脾和骨髓)。小鼠腹腔内给予最低中毒剂量(TCLo)219 mg/kg,致血和淋巴系统发育畸形(包括脾和骨髓)、肝胆管系统发育畸形。

致癌性:IARC 致癌性评论 G1,确认人类致癌物。(TCLo)150 ppm/24 h(孕 7~14 d),引起植入后死亡率增加和骨骼肌肉发育异常。

第十二部分　生态学资料

生态毒性:(1)LC_{50}:46 mg/L(24 h)(金鱼),20 mg/L(24~48 h)(蓝鳃太阳鱼),27 mg(96 h)(小长臂

虾)。(2)LC_{100}:12.8 mmol/L(24 h)(梨形四膜虫)。(3)LD_{100}:34 mg/L(24 h)(蓝鳃太阳鱼)。(4)TLm:36 mg/L(24~96 h)(虹鳟,软水)。

生物降解性:(1)好氧生物降解(h):120~384。(2)厌氧生物降解(h):2 688~17 280。

非生物降解性:(1)水中光解半衰期(h):2 808~16 152。(2)光解最大光吸收波长范围(nm):239~268。(3)水中光氧化半衰期(h):8 021~3.20×10^5。(4)空气中光氧化半衰期(h):50.1~501。

生物富集:(1)BCF:3.5(日本鳗鲡)。(2)BCF:4.4(大西洋鲱)。(3)BCF:4.3(金鱼)。

第十三部分　废弃处置

废弃物性质:危险废物✍　工业固体废物□

废弃处置方法:用焚烧法处置。

废弃注意事项:把倒空的容器归还厂商或在规定场所掩埋。

第十四部分　运输信息

危险货物编号:32050　　UN 编号:1114

包装标志:易燃液体　　包装类别:Ⅱ类包装

包装方法:小开口钢桶;螺纹口玻璃瓶、铁盖压口玻璃瓶、塑料瓶或金属桶外普通木箱。

海洋污染物(是/否):否。

运输注意事项:本品铁路运输时限使用钢制企业自备罐车装运,装运前需报有关部门批准。铁路运输时应严格按照铁道部《危险货物运输规则》中的危险货物配装表进行配装。运输时运输车辆应配备相应品种和数量的消防器材及泄漏应急处理设备。夏季最好早晚运输。运输时所用的槽(罐)车应有接地链,槽内可设孔隔板以减少震荡产生静电。严禁与氧化剂、食用化学品等混装混运。运输途中应防曝晒、雨淋,防高温。中途停留时应远离火种、热源、高温区。装运该物品的车辆排气管必须配备阻火装置,禁止使用易产生火花的机械设备和工具装卸。公路运输时要按规定路线行驶,勿在居民区和人口稠密区停留。铁路运输时要禁止溜放。严禁用木船、水泥船散装运输。

第十五部分　法规信息

1.《中华人民共和国安全生产法》(中华人民共和国主席令第十三号);

2.《中华人民共和国职业病防治法》(中华人民共和国主席令第五十二号);

3.《中华人民共和国环境保护法》(1989 年 12 月 26 日第七届全国人民代表大会常务委员会第十一次会议通过,2014 年 4 月 24 日第十二届全国人民代表大会常务委员会第八次会议修订);

4.《危险化学品安全管理条例》(中华人民共和国国务院令第 591 号)针对危险化学品的生产、储存安全,使用安全,经营安全,运输安全,危险化学品登记与事故应急救援,法律责任等作了相应规定;

5. GB 13690—2009《化学品分类和危险性公示通则》规定了有关 GHS 的化学品分类及其危险公示;

6.《危险化学品目录(2015 版)》;

7. GB/T 15098—2008《危险货物运输包装类别划分方法》规定了划分各类危险货物运输包装类别的方法。

第十六部分　其他信息

参考文献:

《化学品安全技术说明书内容和项目顺序》(GB 16483—2008);

《化学品分类、警示标签和警示性说明安全规范》系列标准(GB 20582~599—2006);

《个体防护装备选用规范》(GB/T 11651—2008)。

任务二　危险化学品的管理控制

知识平台

管理控制是按照国家法律、法规和标准的要求,在企业内设立管理机构、配备管理人员、建立管理制度、培训作业人员、采取管理措施,以防止危险化学品危害的发生。国家对危险化学品的生产和储存实行统筹规划、合理布局和严格控制。

一、危险化学品储存安全管理

案例分析

青岛输油管道爆炸事故

2013 年的"11·22 青岛输油管道爆炸事故"存在典型的布局规划不合理问题。原来的输油管线所处的郊区后来变为繁华城区,建筑物众多,人口密集。输油管道与排水暗渠交汇处管道腐蚀减薄、管道破裂,原油泄漏后流入排水暗渠及反冲到路面。爆炸造成 62 人死亡。

原因分析:原油泄漏后,现场处置人员采用液压破碎锤在暗渠盖板上打孔破碎,产生撞击火花,引发暗渠内油气爆炸。

国家对危险化学品的储存实行统筹规划、合理布局,并对危险化学品储存实行审批制度。危险化学品必须储存在经省、自治区、直辖市人民政府经济贸易管理部门或者设区的市级人民政府负责危险化学品安全监督管理综合工作的部门审查批准的危险化学品仓库内。未经批准,任何单位和个人不得随意设置危险化学品储存仓库。

1. 危险化学品储存的基本原则

(1)危险化学品的储存应符合国家法律、法规和其他有关规定。

(2)入库的危险化学品应符合产品标准。收货保管员应严格按照《危险货物包装标志》的规定验收内标志、外标志、包装、容器等,并做到账、货、卡相符。

(3)库存危险化学品应根据其化学性质分区、分类、分库储存,禁忌物料混存。灭火方法不同的危险化学品不能同库储存。

(4)库存危险化学品应保持相应的垛距、墙距、柱距。垛与垛间距不小于 0.8 m,垛与墙、柱的间距不小于 0.3 m。主要通道的宽度不小于 1.8 m。

(5)危险化学品仓库的保管员应经过岗前和定期培训,持证上岗,做到一日两检,并做好检查记录。检查中发现危险化学品存在变质、包装破损、渗漏等问题时,应及时通知货主或有关部门,采取应急措施解决。

(6)危险化学品仓库应设有专职或兼职的危险化学品养护员,负责危险化学品的技术养护、管理和监测工作。

(7)各类危险化学品均应按其性质储存在适宜的温湿度内。易爆品应与易燃品、氧化剂隔离存放,宜存于 20 ℃以下,相对湿度控制在 65%~75%,最好保存在防爆仓库或者防爆冰箱中。易产生有毒气体或烟雾的危险化学品应存放于干燥、阴凉、通风处。低温存放的化学品控制温度在 10 ℃以下。禁忌类化学品不得混淆存放,要隔离存放。

2. 危险化学品仓库安全管理规定

(1)仓库保管员应经培训,考试合格方可上岗。

(2)物品入库严格按验收要求,核对进库物品规格、质量、危险标识和数量后方可入库。无检验合格证和无危险标识的物品不得入库。

(3)建立仓库物资明细台账,做好出库、入库登记,做到日清月结。

(4)危险物品的储存要严格执行危险物品的配装规定,对不可配装的危险物品必须严格隔离。禁忌物不得同库存放。剧毒品严格按照规定,专库存放,储存在规范的库房内;油漆、天那水等易燃液体必须专库储存;氧化性物质要与易燃液体或酸性腐蚀品分开储存。

(5)每种危险物品都应有明显的名称及标识,按垛分别存放。在仓库的主要位置设置警示标志,配置消防器材。

(6)物品装卸、搬运应做到轻装轻放,严禁摔、碰、撞击、拖拉、倾倒和流动。

(7)保管人员应配备必要的防护用品、器具。

(8)包装容器应在国家定点厂家采购,容器应牢固密封,发现破损、泄漏、残缺、变形、变质时,应及时进行安全处理。

(9)库房内不准设立办公室、休息室。每天工作结束后,应进行安全检查,关闭窗户、切断电源后方可离开。

剧毒化学品的储存应做到"四无一保",严格遵守"五双"制度。"四无一保"是指无被盗、无事故、无丢失、无违章、保安全。"五双"制度是指双人收发、双人使用、双人运输、双人记账、双人双锁。

二、危险化学品使用安全管理

危险化学品的使用应规范,为安全起见,必须谨遵安全操作规程。必须全面了解其性能,包括易燃性、易爆性、腐蚀性、有毒性、放射性、强氧化性和挥发刺激性等。作业前必须做好各种安全防护措施。

使用危险化学品的单位,其使用条件应当符合法律、法规的规定,达到国家标准、行业标准的要求,根据使用的危险化学品的种类、危险性及使用量和使用方式,建立健全使用危险化学品的安全管理制度和安全操作规程，确保危险化学品的安全使用。

使用危险化学品的基本要求：

(1)操作现场应保证通风良好。

(2)操作人员应具有操作化学品的一般知识，必须全面了解危险化学品的特性，包括易燃性、易爆性、腐蚀性、有毒性、放射性、强氧化性和挥发刺激性等；了解发生化学灼伤或中毒事故后的应急处理方法。应严格按照作业指导书和安全操作规程进行操作。

(3)操作人员必须按照要求穿戴必要的防护用品，如耐酸碱手套、防护眼镜、长筒胶鞋、套袖、化学防护服、橡胶围裙等，如有需要，操作人员需戴防毒面具或面罩。

(4)有符合国家规定的危险化学品事故应急预案和必要的应急救援器材、设备。

(5)尽量避免直接接触，不要用化学溶剂洗手，特别是接触到腐蚀性化学品时，要立即用大量的清水冲洗。

(6)易燃易爆场所禁止使用明火，不要穿化纤衣服或带铁钉的鞋，因为化纤衣服会产生静电，鞋钉撞击地面会产生火花；如果确实需要动用明火，如进行烧焊等，事先要得到批准，并做好充分的防范措施。

(7)搬运危险化学品时应非常小心，特别是硫酸等腐蚀性物品，因经常用陶瓷容器盛装，搬运时若捆扎不牢固，极易发生意外。

(8)对于没有使用完的危险化学品，不能随意丢弃，否则可能引发意外事故。如往下水道倒入液化气残液时，遇到火星会发生爆炸。

(9)依法进行安全评价。

三、危险化学品运输安全管理规定

《危险化学品安全管理条例》规定：国家对危险化学品的运输实行资质认定制度，未经资质认定，不得运输危险化学品。由国务院交通部门规定危险化学品运输企业必须具备的条件。

通过公路运输危险化学品的托运人只能委托有危险化学品运输资质的运输企业承运。利用内河以及其他封闭水域等航运渠道运输除剧毒化学品以及国务院交通部门规定禁止运输的其他危险化学品以外的危险化学品的，只能委托有危险化学品运输资质的水运企业承运，并按照国务院交通部门的规定办理手续，接受有关交通部门(港口部门、海事管理机构)的监督管理。

装卸危险化学品应采取必要的安全防护措施。轻装轻卸，严禁摔拖、重压和摩擦，不得损毁包装容器，并注意标志，堆放稳妥。危险化学品装卸前，应对车(船)搬运工具进行必要的通风和清扫，不留有残渣，对装有剧毒化学品的车(船)，卸车后必须洗刷干净。

装卸危险化学品的具体要求如下：

(1)从事危险化学品运输的人员如驾驶人员、装卸管理人员、押运人员等，必须经相关部门培训考核合格后才能上岗作业。

(2)加强从业人员培训教育,提高其法律意识和业务素质。从事危险化学品运输的单位必须组织从业人员学习有关危险化学品运输的法律、法规,提高从业人员的法律意识。危险化学品种类繁多,具有不同的危险特性,发生事故后的处置方法也不一样,所以企业应组织驾驶员、押运员等进行学习,使其熟练掌握经常接触到的危险化学品的危险性知识以及安全运输的具体要求,了解危险化学品的使用特性和正确的防护处置方法,在发生意外事故时,能在第一时间采取有效措施,减少危害。

(3)选择合适的包装容器,正确装运货物。不同的危险化学品具有不同的危险性,在装运货物时,应针对其特性,选择合适的包装容器。《危险化学品安全管理条例》规定,用于危险化学品运输工具的槽罐以及其他容器必须由专业生产企业定点生产,并经检测、检验合格后才能使用。装运货物时还要正确配装货物,不能混运混装,特别是性质相抵触的、灭火方法不一致的,绝对不能同车运输。

(4)装卸货物时,还应注意包装和衬垫材料,包装要牢固、紧密,特别是装运有毒物品、腐蚀性物品的外包装一定要符合要求。

(5)做好运输准备工作,安全驾驶、平稳拖运。运输危险化学品时,由于货物自身的危害性,应配置明显的符合标准的“危险品”标志。配带防火罩、配备相应的灭火器材和防雨淋的器具。车辆的地板必须保持完好,车厢的地板若是铁质的,应铺垫木板或橡胶板。运输危险化学品的车辆必须处于良好的技术状态,做好行车前车辆状况检查。行驶过程中,司机要选择平坦的道路,控制车速、车距,遇有情况,应提前减速,避免紧急制动。路途中不能随意停车,装载剧毒、易燃易爆物品的车辆不得在居民区、学校、集市等人口稠密处停放。运输途中驾驶员要精力充沛、思想集中,杜绝酒后开车、疲劳驾车和盲目开快车,以保证安全行驶。

目标检测

请扫码完成在线检测:

实训项目三　化学灼伤现场救护

一、实训目的

1. 了解化学烧伤的严重性。
2. 熟悉能够引起化学烧伤的常用试剂。
3. 掌握强酸、强碱烧伤的现场救护方法。

二、实训内容

模拟化学灼伤现场，选择合适的试剂和方法进行现场救护。

三、实训试剂

食盐水，苏打水，3%碳酸氢钠溶液，硫酸镁溶液，1%～2%硼酸，绷带。

四、实训过程

化学烧伤的损害程度，与化学品的性质、剂量、浓度、物理状态（固态、液态、气态）、接触时间和接触面积的大小，以及当时的急救措施等有着密切的关系。当有人被化学物质灼伤后，要立即做现场处理，以免烧伤继续加重，之后送往医院治疗。急救者要注意自身保护，穿戴好防护用品，如穿保护衣服、戴手套。下面我们对强酸强碱造成的灼伤进行分析。

1. 强酸类

常见的强酸有硫酸、盐酸、王水、硝酸等，因其浓度、溶液量以及与皮肤接触面积不同而会造成轻重不同的烧伤。如果是通过衣服浸透烧伤，应即刻脱去衣物，并迅速用大量清水反复地冲洗伤面。充分冲洗后也可用弱碱性液体如小苏打水（碳酸氢钠溶液）、肥皂水冲洗。石炭酸烧伤用酒精中和。

硫酸烧伤的现场救护：

（1）立即将伤员脱离事发地点，要尽快把酸除去。

（2）一般烧伤的紧急处理：首先用大量水流连续冲洗，把冲洗下沾有硫酸的衣鞋等迅速脱掉，直到冲洗硫酸痕迹消失为止，不能直接使用弱碱性溶液来中和硫酸，防止进一步烧伤。如果烧伤过重、范围大时，可能引起脉搏加速、盗汗、虚脱之类的危急症，这时患者必须仰卧，全身保温，防止出现其他病症，并迅速送往医院救治。

（3）硫酸溅到眼睛内的处理：必须用大量流水（没有压力），在将眼皮撑开或眼皮翻开的情况下连续冲洗 15 min，要把眼皮和眼球的所有地方全部用水仔细冲洗，冲洗后立即送医院。

2. 强碱类

强碱烧伤常见为氢氧化钠、氢氧化钾、氨、石灰等。碱可使组织细胞脱水与皂化脂肪，碱离子与蛋白结合形成碱性蛋白，可穿透到深部组织。如果早期处理不及时，创面可继续扩大或加深，并引起疼痛。受伤部位以及碱的种类不同，处理方式也不同。

(1) 皮肤碱烧伤

当工作中发生皮肤碱烧伤时应迅速脱去污染衣物，找到最近的水源，用大量的清水冲洗污染的皮肤 20 min 以上时间。氢氧化钠造成的烧伤，要冲洗到创面无肥皂样滑腻感，再用 5%硼酸液温敷约 10~20 min，然后用水冲洗，不要用酸性液体冲洗，以免产生中和热而加重灼伤。如果情况严重，需及时送往医院治疗。

(2) 眼睛灼伤

在工作中眼睛被碱烧伤时应迅速找到最近水源，立即用大量流动的清水清洗，伤员也可把面部浸入充满流动水的器皿中，转动头部，张大眼睛、转动眼球进行清洗，至少冲洗 30 min，然后用生理盐水冲洗，并滴入可的松与抗生素。

(3) 生石灰灼伤

如果是生石灰造成的灼伤，应先用手绢、毛巾揩净皮肤上的生石灰颗粒，再用大量的清水冲洗，千万不要将沾有石灰粉的伤部直接泡到水中，以免石灰遇水加重伤势。将经过清洗后的创面用清洁的棉布简单包扎，再送往医院治疗。

五、注意事项

(1) 发生酸碱灼伤，一定在现场进行紧急处理，避免在送往医院过程中造成伤势加剧。

(2) 工作场所要准备好中和剂，掌握水源位置，发生意外后能第一时间找到清水。

项目四
防火防爆安全管理

知识目标

1. 掌握燃烧与爆炸的基础知识。
2. 了解火灾爆炸危险性的分类及危险场所的区域划分。
3. 掌握灭火原理以及企业中常见点火源的控制方法。

能力目标

1. 能够扑灭初起火灾。
2. 能进行火灾疏散与逃生。
3. 能根据火灾类型选择适用的灭火剂。

思政目标

1. 树立“预防为主,防消结合”的消防理念。
2. 培养“见微知著,防患于未然”的能力。
3. 具有良好心理素质,沉着面对突发意外。

案例分析

天津港特别重大火灾爆炸事故

2015 年 8 月 12 日晚,天津滨海新区一处危险品物流仓库发生爆炸,随后引起周围多家工厂更强烈的二次爆炸。事故造成 100 多人遇难,已核定直接经济损失 68.66 亿元人民币。本次事故残留的化学品与产生的二次污染物逾百种,对局部区域的大气环境、水环境和土壤环境造成了不同程度的污染。

思考:(1)引起“8·12”爆炸事故的原因是什么?为什么会出现大量的消防人员遇难的问题,并对环境造成严重的污染?

(2)结合对上述事件的思考,请分析当前生产经营企业在安全生产方面存在的主要问题。

引文

火灾和爆炸是企业生产中最常见和后果最严重的事故,容易引起群死群伤,社会影响较大。在生产中使用的原料、中间体和产品很多都是易燃易爆物料,容易因设备制造不合格、操作不当或管理不善、工艺与设备设计不合理,发生火灾爆炸事故,造成人员伤亡及财产损失。因此,防火防爆对于生产的安全运行十分重要。

任务一 燃烧与爆炸基础知识

一、燃烧的基础知识

燃烧是一种复杂的物理化学过程。燃烧过程具有发光、发热、生成新物质三个特征。

1. 燃烧条件

燃烧是有条件的,它必须在可燃物质、助燃物质和点火源这三个基本条件同时具备时才能发生。

(1)可燃物质

通常物质分为可燃物质、难燃物质和不可燃物质三类。可燃物质是指在火源作用下能被点燃,并且当点火源移去后能继续燃烧至尽的物质;难燃物质为在火源作用下能被点燃,当点火源移去后不能维持继续燃烧的物质;不可燃物质是指在正常情况下不能被点燃的物质。可燃物质是防火防爆的主要研究对象。

凡能与空气、氧气或其他氧化剂发生剧烈氧化反应的物质,都可称之为可燃物质。可燃物质种类繁多,按物理状态可分为气态、液态和固态三类。企业生产中使用的原料、生产中的中间体和产品很多都是可燃物质。气态如氢气、一氧化碳、液化石油气等,液态如汽油、甲醇、酒精等,固态如煤、木炭等。

(2)助燃物质

凡是具有较强的氧化能力,能与可燃物质发生化学反应并引起燃烧的物质均称为助燃物,例如空气、氧气、氯气、氟和溴等物质。

(3)点火源

凡能引起可燃物质燃烧的能源均可称之为点火源。常见的点火源有明火、电火花、炽热物体等。

可燃物质、助燃物质和点火源是导致燃烧的三要素,缺一不可,是必要条件。上述三要素同时存在时,是否发生燃烧,还要看是否满足了数值上的要求。在燃烧过程中,当三要素的数值发生改变时，也会使燃烧速度改变甚至停止燃烧。例如，空气中氧的含量降到16%～14%时，木柴的燃烧立即停止。如果在可燃气体与空气的混合物中，减少可燃气体的比例，则燃烧速度会减慢，甚至停止燃烧。例如氢气在空气中的含量小于4%时就不能被点燃。点火源如果不具备一定的温度和足够的热量，燃烧也不会发生。例如飞溅的火星儿可以点燃油棉丝或刨花，但火星儿如果溅落在大块的木柴上，它会很快熄灭，不能引起木柴的燃烧。这是因为这种点火源虽然达到了木柴着火的温度，但却缺乏足够热量。因此，对于已经进行着的燃烧，若消除三要素中的任意一个条件，或使其数量有足够的减少，燃烧便会终止，这就是灭火的基本原理。

2. 燃烧过程

可燃物质的燃烧都有一个过程，随着可燃物质的状态不同，其燃烧过程也不同。气体最容易燃烧，只要达到其氧化分解所需的热量便能迅速燃烧。可燃液体的燃烧并不是液体与空气直接反应而燃烧，而是先蒸发为蒸气，蒸气再与空气混合而燃烧。对于可燃固体，若是简单物质，如硫、磷及石蜡等，受热时经过熔化、蒸发、与空气混合而燃烧；若是复杂物质，如煤、沥青、木材等，则是先受热分解出可燃气体和蒸气，然后与空气混合而燃烧，并留下若干固体残渣。由此可见，绝大多数可燃物质的燃烧是在气态下进行的，并产生火焰。这些可燃物质的燃烧过程如图4-1所示。但是有的可燃固体如焦炭等不能成为气态物质，在燃烧时呈炽热状态，而不呈现火焰。

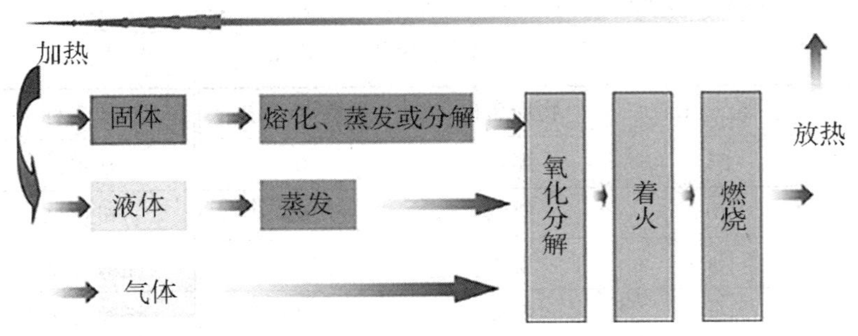

图4-1　物质燃烧过程

综上所述，根据可燃物质燃烧时的状态不同，燃烧有气相和固相两种情况。气相燃烧是指在进行燃烧反应过程中，可燃物和助燃物均为气体，这种燃烧的特点是有火焰产生。气相燃烧是一种最基本的燃烧形式。固相燃烧是指在燃烧反应过程中，可燃物质为固态，这种燃烧亦称为表面燃烧，特征是燃烧时没有火焰产生，只呈现光和热，如焦炭的燃烧。一些物质的燃烧既有气相燃烧，也有固相燃烧，如煤的燃烧。

3. 燃烧类型

根据起因不同，燃烧可分为闪燃、着火和自燃三类。

(1) 闪燃和闪点

可燃液体的蒸气（包括可升华固体的蒸气）与空气混合后，遇到明火而引起瞬间（延续时间少于 5 s)燃烧,称为闪燃。液体能发生闪燃的最低温度,称为该液体的闪点。闪燃往往是着火的先兆,可燃液体的闪点越低,越易着火,火灾危险性越大。某些可燃液体的闪点如表 4-1 所示。

表 4-1 部分可燃物质的闪点

名称	闪点/℃	名称	闪点/℃	名称	闪点/℃
汽油	-50	甲醇	11.1	苯	-14
煤油	37.8	乙醇	12.78	甲苯	5.5
柴油	60	正丙醇	23.5	乙苯	23.5
原油	-6.7	乙烷	-20	丁苯	30.5

可燃液体之所以会发生一闪即灭的闪燃现象,是因为它在闪点温度下蒸发速率较慢,所蒸发出来的蒸气仅能维持短时间的燃烧,而来不及补充足够的蒸气以维持稳定的燃烧。除了可燃液体以外,某些能蒸发出蒸气的固体,如石蜡、樟脑、萘等,其表面上所产生的蒸气达到一定的浓度,与空气混合而成为可燃的气体混合物,若与明火接触,也能出现闪燃现象。

(2)着火与燃点

可燃物质在有足够助燃物(如充足的空气、氧气)的情况下,有点火源作用引起的持续燃烧现象,称为着火。使可燃物质发生持续燃烧的最低温度,称为燃点或着火点。燃点越低,越容易着火。一些可燃物质的燃点如表 4-2 所示。

表 4-2 部分可燃物质的燃点

物质名称	燃点/℃	物质名称	燃点/℃	物质名称	燃点/℃
松节油	53	漆布	165	松木	250
樟脑	70	蜡烛	190	有机玻璃	260
赛璐珞	100	麦草	200	醋酸纤维	320
纸	130	豆油	220	涤纶纤维	390
棉花	150	黏胶纤维	235	聚氯乙烯	391

可燃液体的闪点与燃点的区别是,在燃点时燃烧的不仅是蒸气,还有液体(即液体已达到燃烧温度,可提供保持稳定燃烧的蒸气)。另外,在闪点时移去火源后闪燃即熄灭,而在燃点时移去火源后则能继续燃烧。

将可燃物质的温度控制在燃点以下是预防火灾发生的措施之一。在火场上,如果有两种燃点不同的物质处在相同的条件下,受到火源作用时,燃点低的物质首先着火。用冷却法灭火,其原理就是将燃烧物质的温度降到燃点以下,使燃烧停止。

(3)自燃和自燃点

可燃物质受热升温而不需明火作用就能自行着火燃烧的现象,称为自燃。可燃物质发生自燃的最低温度,称为自燃点。自燃点越低,则火灾危险性越大。一些可燃物质的自燃点如表 4-3 所示。

表 4-3　部分可燃物的自燃点

物质名称	自燃点/℃	物质名称	自燃点/℃	物质名称	自燃点/℃
黄磷	34~35	乙醚	170	棉籽油	370
三硫化四磷	100	溶剂油	235	桐油	410
赛璐珞	150~180	煤油	240~290	芝麻油	410
赤磷	200~250	汽油	280	花生油	445
松香	240	石油沥青	270~300	菜籽油	446
锌粉	360	柴油	350~380	豆油	460
丙酮	570	重油	380~420	亚麻仁油	343

二、爆炸的基础知识

爆炸是物质在瞬间以机械功的形式释放出大量气体和能量的现象。由于物质状态的急剧变化，爆炸发生时会使压力猛烈增高并产生巨大的声响。其主要特征是压力的急剧升高。

上述所谓“瞬间”，是指爆炸发生于极短的时间内。例如乙炔罐里的乙炔与氧气混合发生爆炸时，大约是在 1/100 s 内完成，反应同时释放出大量热量和二氧化碳、水蒸气等气体，使罐内压力升高 10~13 倍，其爆炸威力可以使罐体升空 20~30 m。这种克服地心引力将重物举高一段距离的力量，就是所说的机械功。在企业生产中，一旦发生爆炸，极大可能酿成伤亡事故，造成人身和财产的巨大损失，使生产受到严重影响。

1. 爆炸的分类

按照爆炸能量来源的不同，爆炸分为物理性爆炸和化学性爆炸。

（1）物理性爆炸，是由物理因素（如温度体积、压力等）变化而引起的爆炸现象。在物理性爆炸的前后，爆炸物质的化学成分不改变。例如锅炉的爆炸就是典型的物理性爆炸，其原因是过热的水迅速蒸发出大量蒸汽，蒸汽压力不断提高，当气压超过锅炉的极限强度时，就会发生爆炸。发生物理性爆炸时，气体或蒸汽等介质潜藏的能量在瞬间释放出来，会造成巨大的破坏和伤害。

（2）化学性爆炸是物质在短时间内完成化学反应，同时产生大量气体和能量而引起的爆炸现象。化学爆炸前后，物质的性质和化学成分均发生了根本的变化。例如用来制造炸药的硝化棉在爆炸时放出大量热量，同时生成大量气体（CO、CO_2 和水蒸气等），燃烧在极短的时间内完成，因而会对周围物体产生毁灭性的破坏作用。

2. 化学性爆炸物质

根据爆炸时所进行的化学反应，化学性爆炸物质可分为以下几种。

（1）简单分解的爆炸物

这类物质在爆炸时分解为元素，并在分解过程中产生热量。属于此类的物质有乙炔铜、乙炔银、碘化氮、叠氮铅等。这类容易分解的不稳定物质，其爆炸危险性是很大的，受到摩擦、撞击，甚至轻微震动即可能发生爆炸。

(2)复杂分解的爆炸物

这类物质包括各种含氧炸药，其危险性较简单分解的爆炸物稍低。含氧炸药在发生爆炸时伴有燃烧反应，燃烧所需的氧由物质本身分解供给，如苦味酸、TNT、硝化棉等都属于此类。

(3)可燃性混合物

可燃性混合物指由可燃物质与助燃物质组成的爆炸物质。所有可燃气体、蒸气和可燃粉尘与空气(或氧气)组成的混合物均属此类。这类爆炸实际上是在火源作用下的一种瞬间燃烧反应。通常称可燃性混合物为有爆炸危险的物质，它们只是在适当的条件下才会成为危险的物质。这些条件包括可燃物质的浓度、氧化剂浓度以及点火能量等。

3. 爆炸极限

(1)爆炸极限

可燃性气体、蒸气或粉尘与空气组成的混合物，并不是在任何浓度下都会发生燃烧或爆炸，而是必须在一定的浓度比例范围内才能发生燃烧和爆炸。而且混合的比例不同，其爆炸的危险程度亦不同。例如，由一氧化碳(CO)与空气构成的混合物在火源作用下燃爆试验情况如表4-4所示。

表4-4 CO的爆炸情况

CO在混合气中所占体积/%	燃爆情况	CO在混合气中所占体积/%	燃爆情况
<12.5	不燃不爆	30	燃爆最强烈
12.5	轻度燃烧	30~80	燃爆逐渐减弱
12.5~30	燃爆逐步加强	>80	不燃不爆

上述情况说明：可燃性混合物有一个发生燃烧和爆炸的含量范围，即有一个最低含量和最高含量。混合物中的可燃物只有在这两个含量之间，才会有燃爆危险。通常将最低含量称为爆炸下限，将最高含量称为爆炸上限。混合物含量低于爆炸下限时，由于混合物含量不够及过量空气的冷却作用，阻止了火焰的蔓延；混合物含量高于爆炸上限时，则由于氧气不足，使火焰不能蔓延。可燃性混合物的爆炸下限越低、爆炸极限范围越宽，其爆炸的危险性越大。

必须指出的是，含量在爆炸上限以上的混合物绝不能认为是安全的，因为一旦补充进新鲜空气就具有危险性了。一些气体和液体蒸气的爆炸极限如表4-5所示。

表4-5 一些气体和液体蒸气的爆炸极限

物质名称	爆炸下限/%	爆炸上限/%
氢气	4.0	75.0
甲烷	5.0	15.0
乙炔	2.5	82.0
氨	15.0	28.0
一氧化碳	12.5	74.0

(2)可燃气体、蒸气爆炸极限的影响因素

爆炸极限受许多因素的影响。当温度、压力及其他因素发生变化时,爆炸极限也会发生变化。一般情况下,爆炸性混合物的原始温度越高,爆炸极限范围也越大。因此温度升高会使爆炸的危险性增大。压力越高,爆炸极限范围越大,尤其是爆炸上限显著提高。因此,减压操作有利于减小爆炸的危险性。惰性介质的加入可以缩小爆炸极限范围,当其浓度高到一定数值时可使混合物不发生爆炸。杂物的存在对爆炸极限的影响较为复杂,如少量硫化氢会降低水煤气在空气混合物中的燃点,使其更易爆炸。容器直径越小,火焰在其中越难以蔓延,混合物的爆炸极限范围则越小。当容器直径或火焰通道小到一定数值时,火焰不能蔓延,可消除爆炸危险,这个直径称为临界直径或最大灭火间距。如甲烷的临界直径为0.4~0.5 mm,氢和乙炔为0.1~0.2 mm。混合物中含氧量增加,爆炸极限范围扩大,尤其是爆炸上限显著提高。可燃气体在空气中和纯氧中的爆炸极限范围的比较如表4-6所示。

表4-6　可燃气体在空气中和纯氧中的爆炸极限范围

物质名称	在空气中的爆炸极限/%	在纯氧中的爆炸极限/%	物质名称	在空气中的爆炸极限/%	在纯氧中的爆炸极限/%
甲烷	5.0~15.0	5.0~61.0	乙炔	1.5~82.0	2.8~93.0
乙烷	3.0~15.5	3.0~66.0	氢	4.0~75.6	4.0~95.0
丙烷	2.1~9.5	2.3~55.0	氨	15.0~28.0	13.5~79.0
丁烷	1.5~8.5	1.8~49.0	一氧化碳	12.5~74.0	15.5~94.0
乙烯	2.7~34.0	3.0~80.0			

各种爆炸性混合物都有一个最低引爆能量,即点火能量。它是混合物爆炸危险性的一项重要参数。爆炸性混合物的点火能量越小,其燃爆危险性就越大。

4. 粉尘爆炸

(1)粉尘爆炸

某些粉尘具有发生爆炸的危险性。如煤矿里的煤尘爆炸,面粉厂、谷仓里的粉尘爆炸,镁粉等金属粉尘与水接触后引起的自燃或爆炸等。粉尘爆炸是粉尘粒子表面和氧作用的结果。当粉尘表面达到一定温度时,由于热分解或干馏作用,粉尘表面会释放出可燃性气体,这些气体与空气形成爆炸性混合物,在合适的点火能量的作用下而发生粉尘爆炸。因此,粉尘爆炸的实质是气体混合物爆炸。

(2)粉尘爆炸的影响因素

物理化学性质。燃烧热越大的粉尘越易引起爆炸,例如煤尘、碳、硫等;氧化速率越大的粉尘越易引起爆炸,如煤、燃料等;越易带静电的粉尘越易引起爆炸;粉尘所含的挥发成分越多越易引起爆炸,如当煤粉中的挥发成分低于10%时不会发生爆炸。

粉尘颗粒大小。粉尘的颗粒越小,其比表面积越大,化学活性越强,燃点越低,粉尘的爆炸下限越小,爆炸的危险性越大。

粉尘的悬浮性。粉尘在空气中停留的时间越长,其爆炸的危险性越大。粉尘的悬浮性与粉尘的颗粒大小、粉尘的密度、粉尘的形状等因素有关。

空气中粉尘的浓度。粉尘的浓度通常用单位体积中粉尘的质量来表示,空气中粉尘只有达到一定的浓度,才可能会发生爆炸。因此粉尘爆炸也有一定的浓度范围,即有爆炸下限和爆炸上限。由于通常情况下,粉尘的浓度均低于爆炸浓度下限,因此粉尘的爆炸上限浓度很少使用。表 4-7 列出了一些粉尘的爆炸下限。

表 4-7　一些粉尘的爆炸下限

粉尘名称	云状粉尘的引燃温度/℃	云状粉尘的爆炸下限/(g/m³)	粉尘名称	云状粉尘的引燃温度/℃	云状粉尘的爆炸下限/(g/m³)
铝	590	37~50	聚氯乙烯	595	63~86
铁粉	430	153~240	酚醛树脂	520	36~49
镁	470	44~59	硬质橡胶	360	36~49
炭黑	>690	36~45	天然树脂	370	38~52
锌	530	212~284	砂糖粉	360	77~99
萘	575	28~38	褐煤粉	—	49~68
聚苯乙烯	475	27~37	有烟煤粉	595	41~57
聚乙烯醇	450	42~55	煤焦炭粉	>750	37~50

任务二　火灾爆炸危险性分析

为防止火灾和爆炸事故发生,必须了解生产或储存的物质的火灾危险性、发生火灾爆炸事故后火势蔓延扩大的条件,这是采取行之有效的防火防爆措施的重要依据。生产及储存的物品火灾爆炸危险性分类如表 4-8 所示。分类依据是生产和储存中物质的理化性质。

生产或储存物品的火灾危险性分类是确定建(构)筑物的耐火等级、布置工艺装置、选择电气设备以及采取防火防爆措施的重要依据。

表 4-8　火灾爆炸危险性分析

类别	火灾危险性特征
甲	使用或产生下列物质的生产： 1. 闪点<28 ℃的液体 2. 爆炸下限<10%的气体 3. 常温下能自行分解或在空气中氧化即能导致迅速自燃或爆炸的物质 4. 常温下受到水或空气中水蒸气的作用，能产生可燃气体并引起燃烧或爆炸的物质 5. 遇酸、受热、撞击、摩擦、催化以及遇有机物或硫黄等易燃的无机物，极易引起燃烧或爆炸的强氧化剂 6. 受撞击、摩擦或与氧化剂、有机物接触时能引起燃烧或爆炸的物质 7. 在密闭设备内操作温度等于或超过物质本身自燃点的生产
乙	使用或产生下列物质的生产： 1. 闪点≥28 ℃至<60 ℃的液体 2. 爆炸下限≥10%的气体 3. 不属于甲类的氧化剂 4. 不属于甲类的化学易燃危险固体 5. 助燃气体 6. 能与空气形成爆炸性混合物的浮游状态的粉尘、纤维、闪点≥60 ℃的液体雾滴
丙	使用或产生下列物质的生产： 1. 闪点≥60 ℃的液体 2. 可燃固体
丁	具有下列情况的生产： 1. 对非燃烧物质进行加工，并在高热或熔化状态下经常产生强辐射热、火花或火焰的生产 2. 利用气体、液体、固体作为燃料或将气体、液体进行燃烧作其他用的各种生产 3. 常温下使用或加工难燃烧物质的生产
戊	常温下使用或加工非燃烧物质的生产

▶▶知识链接

火灾的损失级别

根据火灾造成的损失程度，将火灾分为特别重大火灾、重大火灾、较大火灾和一般火灾。死亡人数 30 人以上，或者重伤人数 100 人以上，或者直接经济损失 1 亿元以上属于特别重大火灾；死亡人数 10 人以上 30 人以下，或者重伤人数 50 人以上 100 人以下，或者直接经济损失 5 000 万元以上 1 亿元以下属于重大火灾；死亡人数 3 人以上 10 人以下，或者重伤人数 10 人以上 50 人以下，或者直接经济损失 1 000 万元以上 5 000 万元以下属于较大火灾；死亡人数 3 人以下，或者重伤人数 10 人以下，或者直接经济损失 1 000 万元以下属于一般火灾。

任务三　防火防爆技术

火的产生需要可燃物、助燃物、点火源三要素同时存在，当破坏其中一个条件时火就不能产生，因此企业防火防爆技术的核心就是从生产的各个方面消除或者控制燃烧的任一条件。

一、点火源的控制

点火源的控制是防止燃烧和爆炸的重要环节。生产中的点火源主要包括明火、高温表面、电气火花、静电火花、冲击与摩擦、化学反应热、光线及射线等。对上述点火源进行分析，并采取适当措施，是安全管理工作的重要内容。

1. 明火

生产中的明火主要是指生产过程中的加热用火、维修用火及其他火源。

(1)加热用火

加热易燃液体时，应尽量避免采用明火，而采用蒸汽、过热水、中间载热体或电热等；如果必须采用明火，则设备应严格密闭，并定期检查，防止泄漏。工艺装置中的明火设备，应远离可能泄漏的可燃气体或蒸气的工艺设备及储罐区；在确定的禁火区内，要加强管理，杜绝明火的存在。

(2)维修用火

维修用火主要是指焊割、喷灯、熬炼用火等。在有火灾爆炸危险的厂房内，应尽量避免焊割作业，必须进行切割或焊接作业时，应严格执行动火安全规定；在有火灾爆炸危险场所使用喷灯进行维修作业时，应按动火制度执行并将可燃物清理干净；在积存有可燃气体、蒸气的地沟、深坑、下水道内及其附近，没有消除危险之前，不能进行动火作业。

(3)其他热源

烟头、汽车尾气、烟囱飞火、雷电火花等，都可以引起可燃气体、蒸气的燃烧爆炸，要加强对上述火源的监控与管理。为防止吸烟引发的火灾爆炸事故发生，车间内严禁吸烟，严禁私自携带火柴、打火机。机动车辆由于设备缺陷、燃烧质量等问题，导致燃料燃烧不完全，可使从排气管内排出的尾气中夹带火星和火焰。因此，进入车间的车辆必须在排气管上安装阻火器。烟囱亦需要安装阻火装置，防止飞火产生。

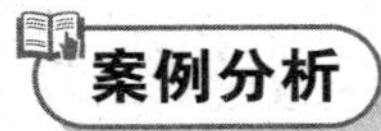

乙炔管道着火

某公司TMP车间环合工段用气割切割盐水管道时，由于乙炔管路漏气，气割落下的火花点燃了漏气部位，乙炔管路燃烧引燃了地面母液残渣(含有大量有机物及醇类)，地面的明火同时引燃了车间地沟内未冲走的残渣(平时地沟未及时冲洗)，整个车间内浓烟滚滚，火势难以控制，用灭火器扑救作用已不大，幸亏用消防水降温，并及时报119火警，最终10分钟后把火扑灭。

请分析以上事故发生的原因并制定对应的预防措施。

2. 高温表面

在企业生产中，加热装置、高温物料输送管线及机泵等，其表面温度均较高，要防止可燃物落在上面，引燃着火。可燃物的排放要远离高温表面。如果高温管线及设备与可燃物装置较接近，高温表面应作隔热措施。加热温度高于物料自燃点的工艺过程，应严防物料外泄或空气进入系统。

3. 电气火花及电弧

电火花是电极间的击穿放电，电弧则是大量的电火花汇集的结果。一般电火花的温度很高，特别是电弧，温度可达3 600~6 000 ℃。电火花和电弧不仅能引起绝缘材料燃烧，而且可以引起金属熔化飞溅，构成危险的火源。

电火花分为工作火花和事故火花。工作火花是指电气设备正常工作时或正常操作过程中产生的火花等。如直流电机电刷与整流片接触处的火花，开关或继电器分合时的火花，短路、保险丝熔断时产生的火花等。

除上述电火花外，电动机转子和定子发生摩擦或风扇叶轮与其他部件碰撞会产生机械性质的火花，灯泡破碎时露出温度高达2 000~3 000 ℃的灯丝，都可能成为引发电气火灾的火源。

4. 静电

企业生产中，物料、装置、器材、构筑物以及人体所产生的静电累积，对安全已构成严重威胁。静电能够引起火灾爆炸的根本原因，在于静电放电火花具有的能量能够点燃爆炸性混合物。

5. 摩擦与撞击

企业生产中，摩擦与撞击也是导致火灾爆炸的原因之一。如机器上轴承等转动部件因润滑不均或未及时润滑而引起的摩擦发热起火，金属之间的撞击而产生的火花等。

知识链接

防爆工具不是绝对防爆

防爆工具多为铜制，其原理是铜的质地较软，而且铜不含碳，敲击时不会迸出火花。为增强实用性，需添加铍元素以提高硬度，所以称为铍青铜合金。但防爆工具的防爆性能是有限的，当撞击强度足够大时也有可能产生火花，因此使用过程中同样要谨慎操作。

二、可燃物与助燃物的控制

企业因为生产的需要不可避免地会存在易燃易爆的原料、产物或中间体等化学物质，而助燃物比如空气又是无时不在的，因此企业生产中对可燃物和助燃物的控制主要是通过工艺、设备设施以及厂区规划等方面的控制管理来提高本质安全。

1. 危险物质的控制

（1）改进工艺，用危险性小的物质代替火灾与爆炸危险性大的物质。

（2）对于物质本身具有自燃能力的油脂类、遇空气能自燃的物质、遇水易燃易爆的物质，采取隔绝空气、防水、防潮或通风、散热、降温等措施。比如乙醚，受阳光作用会生成过氧化物，须存放在金属桶内或暗色的玻璃瓶中。

（3）互相接触会引起燃烧、爆炸的物质不能混存，遇酸、碱能分解燃烧、爆炸的物质应防止与酸、碱接触，对于机械作用比较敏感的物质要轻拿轻放。

（4）对于易燃、可燃气体和液体蒸气，要根据它们与空气的比重，采取相应的排除方法。根据物质的熔沸点、饱和蒸气压力考虑设备的耐压强度、储存温度、保温及降温措施。

（5）液体具有流动性，因此，要考虑到容器破裂后液体流散和火灾蔓延等问题。不溶于水的燃烧液体由于能浮在水面上燃烧，须防止火灾随水流由高处向低处蔓延，为此要设置必要的防护堤。

（6）物质的带电性能，直接关系到物质在生产过程中有无产生静电的可能性。对于能产生静电的物质，应设消除静电的装置。

2. 密闭与通风措施

（1）密闭

为防止易燃气体、蒸气和可燃性粉尘与空气构成爆炸性混合物，应设法使设备密闭。对于有压设备更应保证其密闭性，以防气体或粉尘逸出。为了保证设备的密闭性，对危险设备或系统应尽量少用法兰连接，但要保证安装和检修方便。输送危险气体、液体的管道应采用无缝管。盛装腐蚀性介质的容器底部尽可能不装开关和阀门，腐蚀性液体应从顶部抽吸排出。

（2）惰性化保护

企业生产中常用的惰性气体有氮气、二氧化碳、水蒸气及烟道气，进行下列操作时需要予以惰性气体保护，包括：①易燃固体物质的粉碎、筛选处理及粉末输送时；②处理易燃易爆的物料加料前用惰性气体进行置换，以排除系统中原有的空气，防止形成爆炸性混合物；③将惰性气体通过管线与有火灾、爆炸危险的设备、贮槽等连接起来，万一发生危险时备用；④易燃液体利用惰性气体进行充压输送；⑤在有爆炸性危险的生产场所，对易引起火花危险的电器、仪表等采用充氮正压保护；⑥在易燃易爆系统需要动火检修时，必须用惰性气体进行置换。

(3)负压操作

负压操作可防止系统中有毒或爆炸危险性气体向外逸出，但应保证密闭，防止空气进入系统。

(4)通风

实际生产中，完全依靠设备密闭消除可燃物在生产场所的存在是不大可能的，往往还要借采取通风措施来降低车间空气中可燃物的含量。采取通风措施时，应注意生产厂房内的空气，如含有易燃易爆气体，则不应循环使用。在有可燃气体的室内，排风设备和送风设备应有独立分开的通风机室，如果通风机室设在厂房内，应有隔绝措施。

三、生产过程控制

1. 控制工艺参数

企业生产过程中的工艺参数主要包括温度、压力、流量及物料配比等。严格按工艺要求实现这些参数的自动调节，控制工艺参数在安全限度以内，是实现安全生产的基本保证。

(1)温度控制

温度是企业生产中的主要控制参数之一。不同的化学反应都有其自己最适宜的反应温度。化学反应速率与温度有着密切关系。如果超温，反应物有可能加剧反应，造成压力升高，导致爆炸，也可能因为温度过高产生副反应，生成新的危险物质。升温过快、过高或冷却降温设施发生故障，还可能引起剧烈反应发生冲料或爆炸。温度过低有时会造成反应速率减慢或停滞，而一旦反应温度恢复正常，则往往会因为未反应的物料过多而发生剧烈反应引起爆炸。温度过低还会使某些物料冻结，造成管路堵塞或破裂，致使易燃物泄漏而发生火灾爆炸。液化气体和低沸点液体介质都可能由于温度升高汽化，发生超压爆炸。因此必须防止工艺温度过高或过低。在操作中还必须注意防止搅拌中断、选择正确的传热介质等问题。

(2)投料控制

投料控制主要是指对投料速度、配比、顺序、原料纯度以及投料量的控制。①对于放热反应，投料速度不能超过设备的传热能力。投料速度过快会引起温度急剧升高，而造成事故。投料速度若突然减少，会导致温度降低，使一部分反应物料因温度过低而不反应。因此必须严格控制投料速度。②对于放热反应，投入物料的配比十分重要。对于连续化程度较高、危险性较大的生产，更要特别注意反应物料的配比关系。例如环氧乙烷生产中乙烯和氧的混合反应,其浓度接近爆炸范围,尤其在开停车过程中,乙烯和氧的浓度都在发生变化,且开车时催化剂活性较低,容易造成反应器出口氧浓度过高。为保证安全,应设置连锁装置,经常核对循环气的组成,尽量减少开停车的次数。③医药化工企业生产中,必须按照一定的顺序投料。例如,氯化氢合成时,应先通氢后通氯;三氯化磷的生产应先投磷后通氯。反之,就容易发生爆炸事故。④许多化学反应,由于反应物料中含有过量杂质,以致引起燃烧爆炸。如用于生产乙炔的电石,其含磷量不得超过 0.08%,因为电石中的磷化钙遇水后产生易自燃的磷化氢,磷化氢与空气燃烧易导致乙炔-空气混合物的爆炸。此外,在反应原料气中,如果有害气体清除不干净,在物料循环过程中会越聚越多,最终导致爆炸。因此对生产原料、中间产品及成品应有严格的质量检验制度,以保证原料的纯度。⑤反应设备或贮罐都有一定的安全容积,带有搅拌器的反应设备要考虑搅拌开动时液面的升高;贮罐、气瓶要考虑温度升高后液面或压力的升高。若投料过多,超过安全容积系数,往往会引起溢料或超压。投料量过少,也可能发生事故。投料量过少,可能使温度计接触不到液面,导致温度出现假象,由于判断错误而发生事故;也可能使加热设备的加热面与物料的气相接触,使易于分解的物料分解,从而引起爆炸。

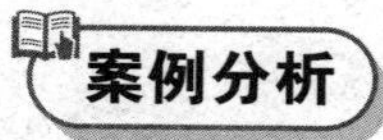

医药化工公司爆炸事故

2017 年 1 月 3 日 8 时 50 分许,位于浙江省化学原料药基地临海园区的某医药化工有限公司 C4 车间发生爆炸火灾事故。1 月 2 日,该车间当班员工由于 24 小时上班,身体疲劳而在岗位上打瞌睡,错过了投料时间,本应在前一天晚上 11 时左右投料,却在凌晨 4 时左右才投料;交班时却未将投料时间改变和反应时间不足的情况向白班人员交接清楚。白班人员未按操作规程操作,就直接开始减压蒸馏。蒸馏约 20 多分钟后,发现没有甲苯蒸出,操作工就继续加大蒸气,结果引发爆炸火灾事故,造成 3 人死亡,直接经济损失 400 多万元。

请分析以上事故原因并总结控制预防措施。

2. 防止泄露

企业发生火灾爆炸事故的部分原因是生产中存在着物料的跑、冒、滴、漏现象,引起大量物料泄漏,通常是由于设备损坏、人为操作错误和工艺参数失去控制等原因造成的。其一旦发生可能会造成严重后果。因此必须在工艺指标控制、设备结构形式等方面采取相应的措施提高工艺、设备的稳定性,减少人员操作失误。比如重要的阀门采取两级控制;对于危险性大的装置,应设置远距离遥控断路阀,以备若装置异常则立即和其他装置隔离;为了防止误操作,重要控制阀的管线应涂色以示区别,或挂标志、加锁等。

四、防火防爆安全设计及设施

安全生产首先应当强调防患于未然,把预防放在第一位。一旦发生事故,就要考虑如何将事故控制在最小的范围,使损失最小化。因此火灾及爆炸蔓延的控制在开始设计时就应重点考虑。对生产装置的布局设计、建筑结构及防火区域的划分,不仅要有利于工艺要求、运行管理,而且要符合事故控制要求,以便把事故控制在局部范围内。

1. 防火防爆安全设计

(1)正确选址与安全间距

为了防止火灾蔓延及减少爆炸损失,厂址选择及防爆厂房的布局和结构应按照相关要求建设,如为人员、物料和车辆流动提供充分的通道;厂址应靠近水量充足、水质优良的水源。采用防火墙、防火门、防火堤对易燃易爆的危险场所进行防火分离,并确保防火间距。

(2)隔离、露天布置、远距离操纵

企业生产中,因某些设备与装置危险性较大,应采取分区隔离、露天布置和远距离操纵等措施。

分区隔离是指危险车间与其他车间或装置应保持一定的间距,充分估计相邻车间建(构)筑物可能引起的相互影响。对个别危险性大的设备,可采用隔离操作和防护屏的方法使操作人员与生产设备隔离。

露天布置是指为了便于有害气体的散发,减少因设备泄漏而造成易燃气体在厂房内积聚的危险性,宜将这类设备和装置布置在露天或半露天场所。在露天场所,应注意气象条件对生产设备、工艺参数和工作人员的影响,如应有合理的夜间照明,夏季防晒防潮气腐蚀,冬季防冻等措施。

在企业生产中,大多数的连续生产过程,主要是根据反应情况来调节各种阀门,而某些阀门操作人员难以接近,开闭又较费力,或要求迅速启闭,上述情况都应进行远距离操纵。操纵人员只需在操纵室进行操作,记录有关数据。对于热辐射高的设备及危险性大的反应装置,也应采取远距离操纵。

2. 防火防爆安全设施

(1)自动控制

企业生产中,大多需要对连续变化的参数进行自动调节,包括温度自动调节、压力自动调节、流量和液位自动调节。对于在生产控制中按照工艺要求,一组机构按一定的时间间隔做周期性动作的,就可采用自动程序控制系统来实现。它主要是由程序控制器按一定时间间隔发出信号,驱动执行机构动作。

(2)安全保护装置

企业生产中,在出现危险状态时信号报警装置可以发出声、光等信号,警告操作者及时采取措施消除隐患,但是只能提醒操作者注意已发生的不正常情况或故障,不能自动排除故障;保险装置在发生危险状况时,则能自动消除不正常状况。如锅炉、压力容器上装设的安全阀和防爆片等安全装置;而安全联锁装置是更有效的设备,利用机械或电气控制依次接通各个仪器及设备,并使之彼此发生联系,达到安全生产的目的。安全联锁装置是对操作顺序有特定安全要求、防止误操作的一种安全装置,有机械联锁和电气联锁。例如,在硫酸与水的混合操作中,必须首先往设备中注入水再注入硫酸,否则将会发生喷溅和灼伤事故。将注水阀门和注酸阀门依次联锁起来,可以避免因为人为疏忽使顺序颠倒而发生事故。

(3)阻火装置

阻火装置的作用是防止外部火焰窜入有火灾爆炸危险的设备、管道、容器,或阻止火焰在设备或管道间蔓延。主要包括:①阻火器。工作原理是使火焰在管中蔓延的速度随着管径的减小而降低,最后可以达到一个火焰不蔓延的临界直径,常用在容易引起火灾爆炸的高热设备和输送可燃气体、易燃液体蒸气的管道之间,以及可燃气体、易燃液体蒸气的排气管上。②安全液封。阻火原理是液体封在进出口之间,一旦液封的一侧着火,火焰都将在液封处被熄灭,从而阻止火焰蔓延。安全液封一般安装在气体管道与生产设备或气柜之间。一般用水作为阻火介质,称为水封井。水封井是安全液封的一种,设置在有可燃气体、易燃液体蒸气或油污的污水管网上,以防止燃烧或爆炸沿管网蔓延。③单向阀又称止逆阀、止回阀,其作用是仅允许流体向一定方向流动,遇有回流即自动关闭,常用于防止高压物料窜入低压系统,也可用作防止回火的安全装置。④阻火闸门,是为防止火焰沿通风管道蔓延而设置的阻火装置。正常情况下,阻火闸门受熔合金元件控制处于开启状态,一旦着火,温度升高,会使易熔金属熔化,此时闸门失去控制,受重力作用自动关闭。也有的阻火闸门是手动的,在遇火警时由人迅速关闭。

3. 防爆泄压装置

防爆泄压装置包括安全阀、防爆片、防爆门和放空管等。系统内一旦发生爆炸或压力骤增时,可以通过这些设施释放能量,以减小巨大压力对设备的破坏或爆炸事故的发生。

(1)安全阀

安全阀是为了防止设备或容器内非正常压力过高引起物理性爆炸而设置的。当设备或容器内压力升高超过设定限度时,安全阀能自动开启,排放部分气体,当压力降至安全范围内再自行关闭,从而实现设备和容器内压力的自动控制,防止设备和容器的破裂爆炸。

设置安全阀时应注意:压力容器的安全阀直接安装在容器本体上。容器内有气、液两相物料时,安全阀应装于气相部分,防止排出液相物料而发生事故;一般安全阀可就地放空,放空口应高出操作人员 1 m 以上且不应朝向 15 m 以内的明火或易燃物。安全阀用于泄放可燃及有毒液体时,应将排泄管接入事故贮槽、污油罐或其他容器;用于泄放易自燃的气体时,应接入密闭的放空塔;当安全阀的入口处装有隔断阀时,隔断阀应为常开状态。

(2)防爆片

防爆片又称防爆膜、爆破片,通过法兰装在受压设备或容器上。当设备或容器内因化学爆炸或其他原因产生过高压力时,防爆片作为人为设计的薄弱环节自行破裂,高压流体即通过防爆片从放空管排出,使爆炸压力难以继续升高,从而保护设备或容器的主体免遭更严重的损坏,使在场的人员不致遭受致命的伤害。

防爆片一般应用在：存在爆燃危险或异常反应使压力骤然增加的场合，这种情况下弹簧安全阀由于惯性而不适应；不允许介质有任何泄漏的场合；内部物料易因沉淀、结晶、聚合等形成黏附物，妨碍安全阀正常动作的场合。

凡有重大爆炸危险性的设备、容器及管道都应安装防爆片。

(3)防爆门

防爆门一般设置在燃油、燃气或燃烧煤粉的燃烧室外壁上，以防止燃烧爆炸时，设备遭到破坏。为了防止燃烧气体喷出时将人烧伤，防爆门应设置在人们不常到的地方。

(4)放空管

在某些极其危险的设备上，为防止可能出现的超温超压而引起爆炸的恶性事故的发生，可设置自动或手控的放空管以紧急排放危险物料。

任务四　消防安全

我国的消防工作方针是"预防为主，防消结合"。"预防为主"就是要把火灾预防放在首位，大力做好火灾的预防工作，从根本上防止火灾的发生。"防消结合"就是预防和扑救必须有机结合起来，在做好火灾预防工作的同时，必须积极主动地从人力、物力、技术等方面作好充分的灭火准备，以便发生火灾时能够迅速有效地扑救，最大限度地减少火灾造成的损失。

一、灭火的基本原理和方法

根据燃烧的条件可知，燃烧必须在可燃物、助燃物、点火源三要素同时存在，且达到一定的条件后才会发生，因此，灭火的本质就是设法破坏上述三者中任何一个条件，使燃烧反应终止。

灭火的基本方法有四种，即窒息法、冷却法、隔离法和化学抑制灭火法。在扑救火灾时，可以根据火场的实际情况，灵活运用不同的灭火方法或同时运用几种方法进行灭火。

1. 窒息灭火法

窒息灭火法即阻止空气进入燃烧区或用惰性气体稀释空气，使燃烧因得不到足够的氧气而熄灭的灭火方法。运用窒息法灭火时，必须注意以下几个问题：

(1)此法适用于燃烧部位空间较小、容易堵塞封闭的房间以及生产及贮运设备内发生的火灾，而且燃烧区域内应没有氧化剂。

(2)采用此法时，必须在确认火已熄灭后，方可打开孔洞进行检查。严防因过早打开封闭的房间或设备，导致"死灰复燃"。

2. 冷却灭火法

冷却灭火法即将灭火剂直接喷洒在燃烧着的物体上，将可燃物质的温度降到燃点以下，以终止燃烧的灭火方法。也可将灭火剂喷洒在火场附近未燃的易燃物上起冷却作用，防止其受辐射热作用而起火。冷却灭火法是一种常用的灭火方法。

3. 隔离灭火法

隔离灭火法即将燃烧物质与附近未燃的可燃物质隔离或疏散开，使燃烧因缺少可燃物质而停止。隔离灭火法也是一种常用的灭火方法。这种灭火方法适用于扑救各种固体、液体和气体火灾。

4. 化学抑制灭火法

化学抑制灭火法是使灭火剂参与到燃烧反应中去，起到抑制反应的作用。具体而言就是使灭火剂夺取燃烧反应中产生的自由基，从而切断燃烧的反应链，使燃烧停止。

上述四种灭火方法所对应的具体灭火措施是多种多样的，在灭火过程中，应根据可燃物的性质、燃烧特点、火灾大小、火场的具体条件以及消防技术装备的性能等实际情况，选择一种或几种灭火方法。一般情况下，综合运用几种灭火法效果较好。

二、灭火剂

灭火剂是能够有效地破坏燃烧条件、终止燃烧的物质。选择灭火剂的基本要求是灭火效能高、使用方便、来源丰富、成本低廉、对人和物基本无害。灭火剂的种类很多，下面介绍常见的几种。

1. 水及水系灭火剂

水的来源丰富，取用方便，价格便宜，是最常用的天然灭火剂。它可以单独使用，也可与不同的化学剂组成混合液使用，称为水系灭火剂。水系灭火剂是采用化学方法，通过改变水的物理特性、喷洒状态而达到提高灭火效能的目的。

(1)水系灭火剂的种类

从成分上划分主要包括：①强化水。增添碱金属盐或有机金属盐，提高抗复燃性能。②乳化水。增添乳化剂，混合后以雾状喷射，可灭闪点较高的油品火，一般用于清理油品泄漏。③润湿水。增添具有湿润效果的表面活性剂，降低水的表面张力，适用于扑救木材垛、棉花包、纸库、粉煤堆等火灾。④滑溜水。增添减阻剂，减小水在水带输送过程中的阻力，提高输水距离和射程。⑤黏性水。增添增稠剂，提高水的黏度，增强水在燃烧物表面的附着力，还能减少灭火剂的流失。

因此，发生火灾需选用水系灭火剂时，一定要先查看其简要使用说明，正确选用灭火剂。

(2)灭火原理

水及水系灭火剂的灭火原理主要包括冷却作用、窒息作用和隔离作用。①冷却作用。水的比热容较大，当常温水与炽热的燃烧物接触时，在被加热和汽化过程中，就会大量吸收燃烧物的热量，使燃烧物的温度降低而灭火。②窒息作用。在密闭的房间或设备中，此作用比较明显。水汽化成水蒸气，体积能扩大100倍，可稀释燃烧区中的可燃气与氧气，使它们的浓度下降，从而使可燃物因“缺氧”而停止燃烧。③隔离作用。在密集水流的机械冲击作用下，将可燃物与火源分隔开而灭火。此外，水对水溶性的可燃气体（蒸气）还有吸收作用，这对灭火也有意义。

（3）水系灭火剂的特点

优点：①与其他灭火剂相比，水中的比热容及汽化潜热较大，冷却作用明显；②价格便宜，便于远距离输送；③水在化学上呈中性，对人无毒无害。缺点：①水在零摄氏度下会结冰，当泵暂时停止供水时会在管道中形成冰冻造成堵塞；②水对很多物品如档案、图书、珍贵物品等，有破坏作用；③用水扑救橡胶粉、煤粉等火灾时，由于水不能或很难浸透燃烧介质，因而灭火效率很低，必须向水中添加润湿剂才能弥补以上不足。

（4）适用范围

除以下情况外，都可以考虑用水灭火：①忌水性物质，如轻金属、电石等不能用水扑救。因为它们能与水发生化学反应，生成可燃性气体并放热，扩大火势甚至导致爆炸。②不溶于水，且密度比水小的易燃液体，如汽油、煤油等着火时不能用水扑救，但原油、重油等可用雾状水扑救。③密集水流不能扑救带电设备火灾，也不能扑救可燃性粉尘聚集处的火灾。④不能用密集水流扑救储存大量浓硫酸、浓硝酸的场所的火灾，因为水流能引起酸的飞溅、流散，遇可燃物质后，又有引起燃烧的危险。⑤高温设备着火不宜用水扑救，因为这会使金属机械强度受到影响。⑥精密仪器设备、贵重文物档案、图书着火，不宜用水扑救。

2. 泡沫灭火剂

泡沫灭火剂是指能够与水混溶，并可通过化学反应或机械方法产生灭火泡沫的灭火剂。泡沫灭火剂一般由发泡剂、泡沫稳定剂、降黏剂、抗冻剂、助溶剂、防腐剂及水组成。泡沫灭火剂主要用于扑救非水溶性可燃液体及一般固体火灾。特殊的泡沫灭火剂还可用于扑救水溶性可燃液体火灾。

（1）泡沫灭火剂的分类

泡沫灭火剂按照发泡方法可分为空气（机械）泡沫灭火剂和化学泡沫灭火剂两大类。化学泡沫灭火剂主要是由硫酸铝和碳酸氢钠两种化学药剂组成，其水溶液能通过化学反应生成灭火泡沫，但由于灭火器使用中的不安全因素，其在国内外早已被淘汰。空气泡沫是通过空气泡沫灭火剂的水溶液与空气在泡沫产生器中进行机械混合搅拌而生成的，所以又称为机械泡沫，泡沫中所包含的气体一般为空气。空气（机械）泡沫灭火剂按照不同的分类标准有不同的种类。

（2）空气（机械）泡沫灭火剂灭火原理

空气泡沫是由空气泡沫灭火剂的水溶液通过机械作用，充填大量空气后形成的无数小气泡，由于它的相对密度远远小于一般的可燃液体，因而可以漂浮于液体表面，形成一个泡沫覆盖层；同时灭火泡沫具有一定的黏性，可以黏附于一般可燃固体的表面。其作用原理为：①窒息灭火作用。灭火泡沫在燃烧物表面形成的泡沫覆盖层，可使燃烧物表面与空气隔绝,起到窒息灭火的作用;同时,泡沫受热蒸发产生的水蒸气还有降低燃烧物附近氧气浓度的作用。②遮断火焰热辐射的作用。泡沫层封闭了燃烧物表面,可以遮断火焰的热辐射,具有防止燃烧物本身和附近可燃物质蒸发的作用。③冷却作用。泡沫析出的液体与燃烧物表面接触,使得燃料表面被冷却到所产生的蒸汽不足以维持燃烧时,火焰即被熄灭。

(3)适用范围

主要用于A类及B类非水溶性液体的火灾,如木材、橡胶、各类石油产品、油脂等火灾,多用于油罐、大型储罐、散装仓库、生产装置、油库、炼油厂、船舶、码头、机库、高层建筑、地下坑道等火灾。由于泡沫灭火剂中含有一定量的水,所以不能扑救带电设备或者由忌水性物质引起的火灾。

▶▶知识链接

空气(机械)泡沫灭火剂的分类

(1)按照发泡倍数分类

空气泡沫灭火剂按泡沫的发泡倍数,可以分为低倍数泡沫、中倍数泡沫和高倍数泡沫三类。低倍数泡沫灭火剂的发泡倍数小于20,中倍数泡沫灭火剂的发泡倍数在20~200之间,高倍数泡沫灭火剂的发泡倍数大于200。泡沫灭火剂多数品种属于低倍数泡沫,其他品种相对较少。

(2)按发泡基分类

按发泡基可分为蛋白型泡沫灭火剂和合成型泡沫灭火剂。蛋白型泡沫灭火剂分为普通蛋白泡沫灭火剂(P)、氟蛋白泡沫灭火剂(FP)、抗溶性氟蛋白泡沫灭火剂(FFFP)、成膜氟蛋白泡沫灭火剂(FFFP/AR);合成型泡沫灭火剂包括普通合成泡沫灭火剂(S)、高倍数泡沫或高中低倍通用泡沫灭火剂、合成型抗溶性泡沫灭火剂(S/AR)、水成膜泡沫灭火剂(AFFF)、抗溶性水成膜泡沫灭火剂(AFFF/AR)、A类泡沫灭火剂。

(3)按用途分类

按用途可分为普通泡沫灭火剂和多功能泡沫灭火剂。普通泡沫灭火剂适用于扑救A类和B类火灾中非溶性液体火灾;多功能泡沫灭火剂既可扑救A类和B类火灾中的极性溶剂火灾,也可扑救A类和B类火灾中的非极性溶剂火灾。

3. 干粉灭火剂

干粉灭火剂,又称化学粉末灭火剂,是一种易于流动的微细固体粉末。一般借助于专用的灭火器或灭火设备中的气体压力,将干粉从容器中喷出,以粉雾的形式灭火。

(1)干粉灭火剂的分类

干粉灭火剂按用途分为:①普通干粉灭火剂,主要是全硅化碳酸氢钠干粉。这类灭火剂适用于扑灭B类火灾和C类火灾,又称为BC类干粉。②多用途干粉灭火剂,主要是磷酸铵盐干粉,具有抗复燃的性能,不仅适用于扑救液体、气体火灾,还适用于扑救一般固体物质的火灾，因此又称为 ABC 类干粉。③D 类干粉灭火剂，是指适用于扑救 D 类火灾的干粉。其基料目前主要有氯化钠、碳酸氢钠和石墨等。

按干粉的粒径分：①普通干粉灭火剂；②超细干粉灭火剂，90%粒径小于或等于 20 μm 的固体粉末灭火剂。超细干粉灭火剂按其灭火性能分为 BC 超细干粉灭火剂和 ABC 超细干粉灭火剂。BC 超细干粉灭火剂是指能扑灭 B 类、C 类火灾的超细干粉灭火剂，ABC 超细干粉灭火剂是指能扑救 A 类、B 类、C 类火灾的超细干粉灭火剂。

(2) 灭火原理

干粉灭火剂平时储存在灭火器或干粉灭火设备中。灭火时靠加压气体（二氧化碳或氮气）的压力将干粉从喷嘴射出，形成夹着加压气体的雾状粉流，射向燃烧物。当干粉与火焰接触时，便发生一系列的物理化学作用，从而把火焰扑灭。其灭火原理主要为化学抑制作用。干粉颗粒对燃烧活性基团发生作用，使其成为非活性的物质。当大量的粉粒以雾状形式喷向火焰时，可以大量地吸收火焰中的活性基团，使其数量急剧减少，并中断燃烧的连锁反应，从而使火焰熄灭。此外，粒径与灭火效能也有很大关系。超细干粉灭火剂粒径小，比表面积大，与火焰的接触面积大，捕获自由基能力强，化学抑制作用明显，灭火速度快。

(3) 干粉灭火剂的特点

灭火速率快，无毒性、不腐蚀、不导电，制作工艺过程不复杂，易于存储，使用温度范围广，对环境无特殊要求，使用方便，不需要外界动力、水源。缺点是灭火后有残渣，在密闭空间里灭火会形成强烈的粉雾；冷却作用弱，不能扑救阴燃火灾，不能迅速降低燃烧物温度，因此容易复燃。

(4) 适用范围

干粉灭火剂主要用于扑救可燃液体、气体和电气设备火灾，也可与泡沫灭火器联用扑灭大面积油类火灾。但因其对燃烧物的冷却作用很小，扑救较大面积油类火灾时，如灭火不完全或因火场炽热物的作用，易引起复燃，这时需与喷雾水流配合。另外，因其灭火后有残渣，不能用于扑救精密仪器设备的火灾。另外 BC 类干粉不适用于扑救轻金属、碱金属的火灾。

4. 气体灭火剂

(1) 二氧化碳灭火剂

二氧化碳是以液态形式加压充装于钢瓶中。当它从灭火器中喷出时，由于突然减压，一部分二氧化碳绝热膨胀、汽化，吸收大量的热量，起到冷却作用，喷向着火处时，立即汽化，又起到稀释氧浓度的作用；而且大量二氧化碳笼罩在燃烧区域周围，还能起到隔离燃烧物与空气的作用。二氧化碳灭火剂不导电、不含水，可用于扑救 600 V 以下的电气设备和部分忌水性物质与易燃液体的火灾；由于灭火后不留痕迹，可用于扑救精密仪器、机械设备、图书、档案等火灾。

二氧化碳灭火剂的特点是价格相对低廉，冷却作用较差，不能扑救阴燃火灾，且灭火后火焰有复燃的可能；二氧化碳与碱金属（例如钾、钠）在高温下会起化学反应，引起爆炸；二氧化碳膨胀时，能产生静电而可能成为点火源；二氧化碳能导致救火人员窒息。

（2）烟烙尽灭火剂

烟烙尽灭火剂也是一种气体灭火剂，主要由52%的氮气、40%的氩气和8%的二氧化碳组成。它主要通过降低起火区域的氧浓度来灭火。由于烟烙尽是由大气中的基本气体组成的，因而对大气层没有破坏，在灭火时也不会参与化学反应，且灭火后没有残留物，故不污染环境，此外它还有较好的电绝缘性。由于其平时是以气态形式储存的，所以喷放时，不会形成浓雾或造成视野不清，使人员在火灾中能清楚地分辨逃生方向，而且对人体基本无害。但是与其他灭火剂相比，这种灭火剂的成本较高，设计使用时应当综合考虑其性价比。

（3）卤代烷及其替代性灭火剂

卤代烷灭火剂具有电绝缘性好、化学性能稳定、灭火速度快、毒性和腐蚀性小、释放后不留残渣痕迹或者残渣少等优点，并且具有良好的储存性能和灭火效能，可用于扑救可燃固体表面火灾（A类）、甲乙丙类液体火灾（B类）、可燃气体火灾（C类）、电气火灾（E类）等。

卤代烷是碳氢化合物中的氢原子完全地或部分地被卤族元素取代而生成的化合物，碳氢化合物多为甲烷、乙烷，卤族元素多为氟、氯、溴。过去常用的卤代烷灭火剂有1211（二氟一氯一溴甲烷）、1202（二氟二溴甲烷）、1301（三氟一溴甲烷）、2402（四氟二溴乙烷）等，也被称为哈龙灭火剂。但是由于哈龙灭火剂比如1211与大气层的臭氧发生反应，致使臭氧层出现空洞，使生存环境恶化，且其毒性较高，所以卤代烷灭火剂逐渐被限制和淘汰。目前国际上研究开发出很多哈龙灭火剂替代物。

卤代烷灭火剂的主要灭火原理是化学抑制作用。同时卤代烷灭火剂通常加压液化贮于钢瓶中，使用时因减压汽化而吸热，所以对燃烧物也有冷却作用。

卤代烷灭火剂主要用来扑救各种易燃液体火灾；因其绝缘性能好，也可用来扑救带电电气设备火灾；因其灭火后全部汽化不留痕迹，也可用来扑救档案文件、图片资料、珍贵物品火灾。卤代烷灭火剂不能用来扑救阴燃火灾，因为会形成有毒的热分解产物；卤代烷灭火剂也不能扑救轻金属如镁、钠等的火灾，因为它们能与这些轻金属发生化学反应导致爆炸事故的发生。

（4）气溶胶灭火剂

气溶胶灭火剂是一种以液体或固体为分散相、气体为分散介质所形成的粒径小于5 μm的溶胶体系的灭火介质。其特点是：可以不受方向的限制绕过障碍物达到保护空间的任何角落的目的，并能在着火空间有较长的驻留时间，从而实现全淹没灭火；不需耐压容器；灭火效率高；对臭氧层无耗损。由于该灭火剂具有不易降落、可以绕过障碍物等气体的特性，故在工程上也被当作气体灭火剂使用。

气溶胶灭火剂也主要是通过化学抑制作用来灭火的，可以分为热气溶胶和冷气溶胶两大类。热气溶胶灭火剂对仪器设备产生腐蚀和破坏作用，在储存和运输过程中有可能会产生物理或化学的变化，以至发生自燃或爆炸等危险事故；冷气溶胶灭火剂与热气溶胶灭火剂相比，灭火效率更高，但是气溶胶的固体颗粒对人的呼吸系统有刺激性，也不能用于精密仪器等洁净场所，并且制造工艺复杂、造价高。

三、灭火器

灭火器是指在内部压力作用下，将充装的灭火剂喷出，以扑灭火灾的灭火器材。灭火器是灭火设备的基础，是扑救火灾初期常备灭火器具。所以，除住宅建筑外，厂房、仓库、储罐（区）、堆场、公共建筑和其他居住建筑均应配置灭火器。

灭火器的种类很多，按其移动方式可分为手提式灭火器和推车式灭火器；按驱动灭火剂的动力来源可分为储气瓶式灭火器、储压式灭火器；按所充装的灭火剂可分为泡沫灭火器、干粉灭火器、卤代烷灭火器、二氧化碳灭火器等。

手提式灭火器指能在其内部压力作用下，将所装的灭火剂喷出以扑救火灾，总质量在20 kg以下（二氧化碳灭火器不超过23 kg），并可手提移动的灭火器具。

推车式灭火器指总质量在25~45 kg之间，带有车轮等行驶机构，由人力推、拉着移动的灭火器。

储气瓶式灭火器指灭火剂由储气瓶释放的压缩气体压力或液化气体压力驱动的灭火器。根据储气瓶的安装位置不同，又可分为内置储气瓶式灭火器和外置储气瓶式灭火器。

储压式灭火器指灭火剂由储于灭火器同一容器内的压缩气体或蒸气压力驱动的灭火器。

四、消防设施

1. 消防站

消防站是专门用于消除火灾的专业性机构，拥有相当数量的灭火设备和经过严格训练的消防队员。消防站的服务范围按行车距离计，不得大于2.5 km，且应保证在接到火警后，消防车到达火场的时间不超过5 min。超过服务范围的场所，应建立消防分站或设置其他消防设施，如泡沫发生站、手提式灭火器等。属于丁、戊类危险性场所的，消防站的服务范围可加大到4 km。

2. 消防给水设施

专门为消防灭火而设置的给水设施，主要有消防给水管道和消火栓两种。

（1）消防给水管道

消防给水管道是一种能保证消防所需用水量的给水管道，一般可与生活用水或生产用水的上水管道合并，简称消防管道。消防管道有高压和低压两种。高压消防管道灭火时所需的水压是由固定的消防水泵提供的，低压消防给水系统能满足车载或手抬移动消防泵等取水所需的工作压力和流量。

（2）消火栓

消火栓可供消防车吸水，也可直接连接水带放水灭火，是消防供水的基本设备。消火栓按其装置地点可分为室外和室内两类。室外消火栓应沿道路设置,距路边不宜小于 0.5 m,不得大于 2 m,设置的位置应便于消防车吸水。室内消火栓一般设置在明显、易于取用的地点,离地面的距离应为 1.2 m。

3. 防火门和防火卷帘

防火门和防火卷帘一般安装在防火墙上,具有较好的耐火性能。建筑物发生火灾时,防火门和防火卷帘能有效地把火势控制在一定范围内,同时为人员安全疏散、火灾扑救提供有利条件。

防火门通常设置在防火分区隔墙上、疏散楼梯间、垂直竖井等处。防火卷帘是一种重要的防火分隔物,平时卷起放在门窗洞口上方的转轴箱中,起火时将其放下展开,用以阻止火势从门窗洞口蔓延。

4. 火灾自动报警系统

火灾自动报警系统是设置在建筑物或其他场所中的一种自动消防设施,能在早期发现和通报火灾。在火灾初期,燃烧产生的烟雾、热量以及火焰,通过火灾探测器变成电信号,传输到火灾报警控制器,以声或光的形式向人们发出警报。控制器记录火灾发生的部位、时间等,使人们能够迅速发现着火点。

任务五　初起火灾的扑救

从小到大、由弱到强是大多数火灾的规律。在生产过程中,及时发现并扑救初起火灾,对保障生产安全及生命财产安全具有重大意义。因此,在化工生产中,训练有素的现场人员一旦发现火情,除迅速报告火警之外,应果断地运用配备的灭火器材把火灾消灭在初起阶段,或者采取有效的手段进行控制,为专业消防队赶到现场赢得时间。

1. 灭火的一般原则

(1)第一时间发现火情。及时发现火情是利用初起火灾便于控制和消灭的时机,来迅速地调动灭火救援力量的关键,因此,需要值班人员在岗在位且安全巡查。

(2)第一时间报警。及早得到火情信息是消防队员迅速出动、赶赴火灾现场的前提,是保证消防专业力量迅速投入灭火救援的基本保证,因此,及时报警非常关键,不可怠慢。报警注意事项:①要准确报出失火的地址、着火物质性质、火势大小、是否有人员被困、是否发生爆炸或毒气泄漏以及着火的范围,留下报警人姓名及电话号码。②报警后,立即派人到交叉路口等候消防车,引导消防车迅速赶到火灾现场。③如果火情发生了新的变化,要立即告知公安消防队,以便他们及时调整力量部署。

(3)第一时间扑救初期火灾。早期扑救是使火势消灭在初始或初期阶段,避免火势蔓延、扩大成灾的有利时机，因此，消防组织的迅速集结和快速调动格外重要，人员训练有素是保证。

(4)第一时间启动消防设施。有效的灭火措施是及时消灭火灾的关键，第一时间启动消防设施是机械灭火力量快速投入的前提，因此，消防设施的完好有效非常关键，日常维护保养是保障。

(5)第一时间组织人员疏散。早期疏散是人员快速逃生的关键环节，因此，有组织的疏散是安全逃生的保证，经常性的疏散演练非常重要。

2. 生产装置初起火灾的扑救

当生产装置发生火灾爆炸事故时，在场人员应迅速采取如下措施：

(1)迅速查清着火部位、着火物质的来源，及时准确地关闭阀门，切断物料来源及各种加热源；开启冷却水、消防蒸气等，进行有效冷却或有效隔离；关闭通风装置，防止风助火势或沿通风管道蔓延，从而有效地控制火势以利于灭火。

(2)带有压力的设备物料泄漏引起着火时，应切断进料并及时开启泄压阀门，进行紧急放空，同时将物料排入其他安全部位，以利于灭火。

(3)现场当班人员应迅速果断地作出是否停车的决定，并及时向厂调度室报告情况和向消防部门报警。

(4)装置发生火灾后，当班的班长应对装置采取准确的工艺措施，并充分利用现有的消防设施及灭火器材进行灭火。若火势难以扑灭，则要采取防止火势蔓延的措施，保护要害部位，转移危险物质。

(5)在专业消防人员到达火场时，生产装置的负责人应主动向消防指挥人员介绍情况，说明着火部位、物质情况、设备及工艺状况，以及已采取的措施等。

3. 易燃、可燃液体储罐初起火灾的扑救

(1)易燃、可燃液体储罐发生着火、爆炸是非常危险的。一旦发现火情，应迅速向消防部门报警，并向厂调度室报告。报警和报告中需说明罐区的位置、着火罐的位号及储存物料的情况，以便消防部门迅速赶赴火场进行扑救。

(2)若着火罐尚在进料，必须采取措施迅速切断进料。如无法关闭进料阀，可在消防水枪的掩护下进行抢关，或通知送料单位停止送料。

(3)若着火罐区有固定泡沫发生站，则应立即启动该装置。开通着火罐的泡沫阀门，利用泡沫灭火。

(4)若着火罐为压力装置，应迅速打开水喷淋设施，对着火罐和邻近储罐进行冷却保护，以防止升温、升压引起爆炸，打开紧急放空阀门进行安全泄压。

(5)火场指挥员应根据具体情况，组织人员采取有效措施防止物料流散，避免火势扩大，并注意对邻近储罐的保护以及减少人员伤亡和火势的扩大。

4. 电气火灾的扑救

电气设备着火时，着火场所的很多电气设备都可能是带电的。扑救带电电气设备时，应注意现场周围可能存在着较高的接触电压和跨步电压。

(1)扑救电气火灾时,应首先切断电源。切断电源时应严格按照规程要求操作。火灾发生后,电气设备绝缘壳已经受损,应用绝缘良好的工具操作。切断电源地点要选择适当,夜间切断要考虑临时照明问题。若需剪断电线,注意非同相电线应在不同部位剪断,以免造成短路。剪断电线部位应有支撑物支撑,避免电线落地造成短路或触电事故。切断电源时如需电力等部门配合,应迅速联系,报告情况,提出断电要求。

(2)为了争取灭火时间,来不及切断电源或因生产需要不允许断电时,要注意灭火人员应使用绝缘护具,人体与带电体保持必要的安全距离,一般室内应大于 4 m,室外不应小于 8 m;选用不导电灭火剂对电气设备灭火,机体喷嘴与带电体保持安全距离;用水枪喷射灭火时,水枪喷嘴处应有接地措施。对架空线路及空中设备灭火时,人体位置与带电体之间的仰角不超过 45°,以防电线断落伤人。如遇带电导体断落地面,要划清警戒区,防止发生跨步电压触电。

目标检测

请扫码完成在线检测:

实训项目四　消防器材的使用

一、实训目的

1. 能够根据不同的火灾类型选择合适的灭火器。

2. 能够熟练使用常见的灭火器材。

二、实训内容

根据着火场景、物质的不同，组织学生熟练使用消防器材进行初期火灾的扑救。

三、实训器材

干粉灭火器、消防栓、二氧化碳灭火器。

四、实训过程

1. 实训原理

根据可燃物的类型和燃烧特性，将火灾分为 A、B、C、D、E、F 六类，如下表所示。此种分类方法对灭火器材的选用具有指导作用。

火灾按可燃物的类型和燃烧特性分类表

类别	燃烧特性	举例
A 类	固体物质火灾	聚氨酯保温材料、煤炭等燃烧造成的火灾
B 类	液体或可熔化的固体物质火灾	乙酸丁酯、丙酮等燃烧造成的火灾
C 类	气体火灾	氢气、乙炔等燃烧造成的火灾
D 类	金属火灾	钾、钠、镁等燃烧造成的火灾
E 类	带电火灾	物体带电燃烧造成的火灾
F 类	烹饪器具内的烹饪物火灾	动植物油脂等燃烧造成的火灾

2. 常用灭火器材及消防设施的使用方法

(1)消防栓的使用

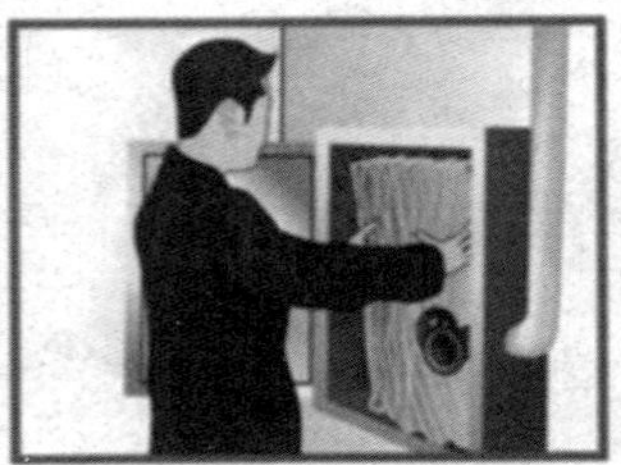
1.打开或击碎箱门，取出消防水带

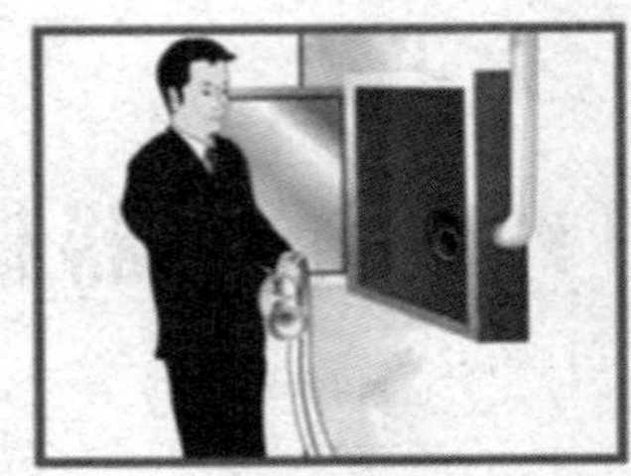
2.展开消防水带

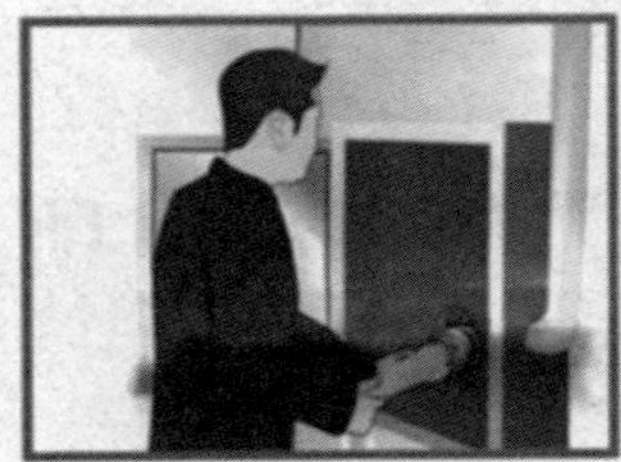
3.水带一头接到消防栓接口上

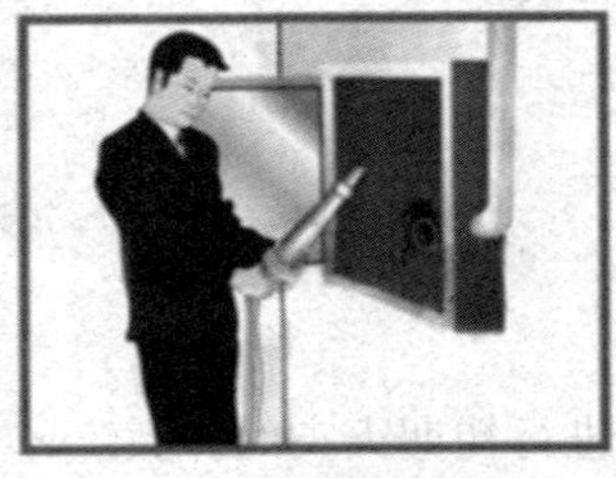
4.另一头接上消防水枪

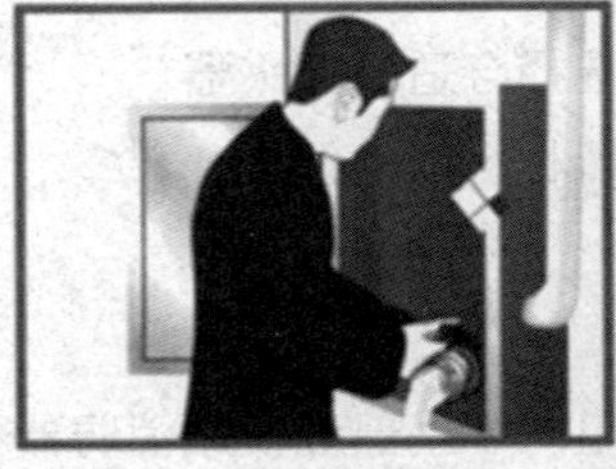
5.另外一人打开消防栓上的水阀开头

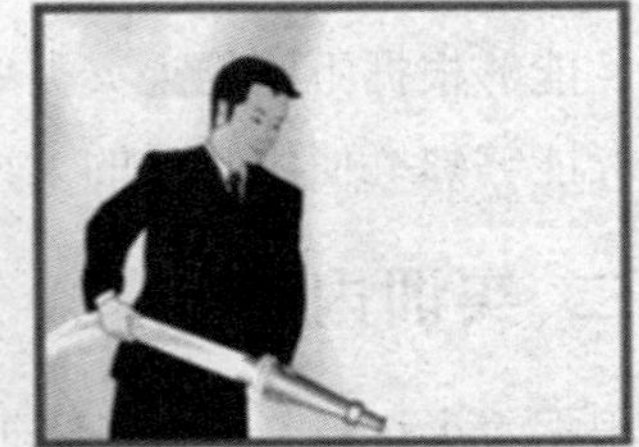
6.对准火源根部，进行灭火

(2)消防栓的日常维护

①定期检查消火栓是否完好,有无生锈现象。

②检查接口垫圈是否完整无缺。

③消火栓阀门上应加注润滑油。

④定期进行放水检查,水压水量是否在正常范围内,以确保火灾发生时能及时打开放水。

⑤灭火后,要把水带洗净晾干,按盘卷或折叠方式放入箱内,再把水枪卡在枪夹内,关好箱门。

⑥要定期检查卷盘、水枪、水带是否损坏,阀门、卷盘转动是否灵活。

⑦定期检查消火栓箱门是否损坏、门是否开启灵活、水带架是否完好、箱体是否锈死。发现问题要及时更换、修理。

(3)手提式干粉灭火器

除扑救金属火灾的专用干粉化学灭火剂外,干粉灭火剂一般分为 BC 干粉灭火剂和 ABC 干粉灭火剂两大类。

①提起灭火器上下颠倒摇动数次,使瓶内干粉松散。

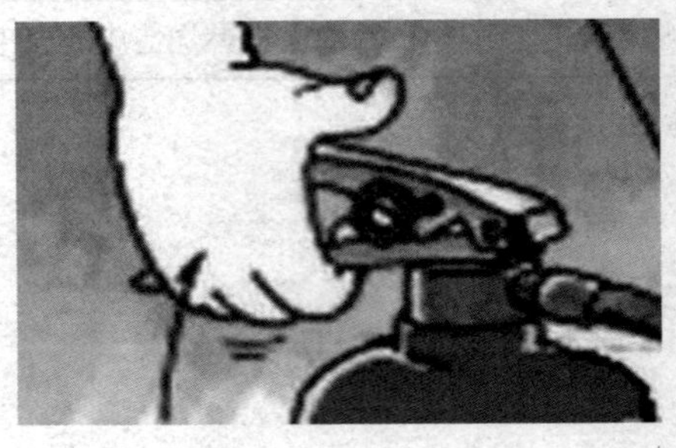

②在距离燃烧处 5 m 左右，拔下保险销，握住喷射软管前端喷嘴部，另一只手将开启压把压下进行灭火。如在室外喷射，操作人员应站在火源的上风方向。

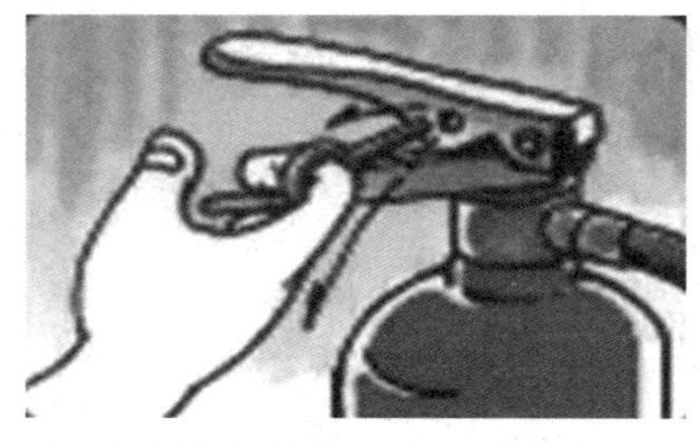
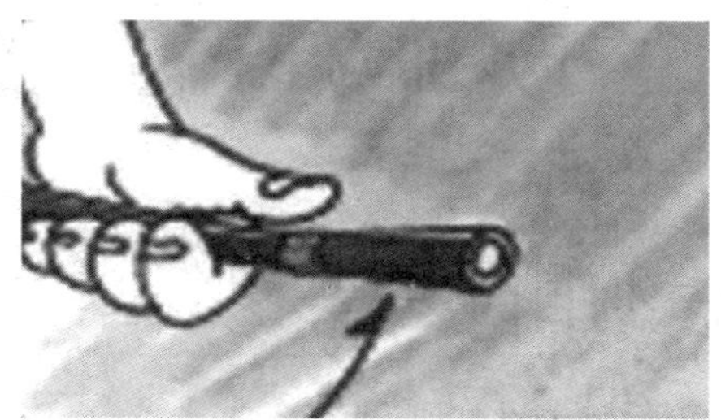

③灭火时对着火焰的根部平射，由近及远，向前平推，左右横扫，不让火焰窜回。

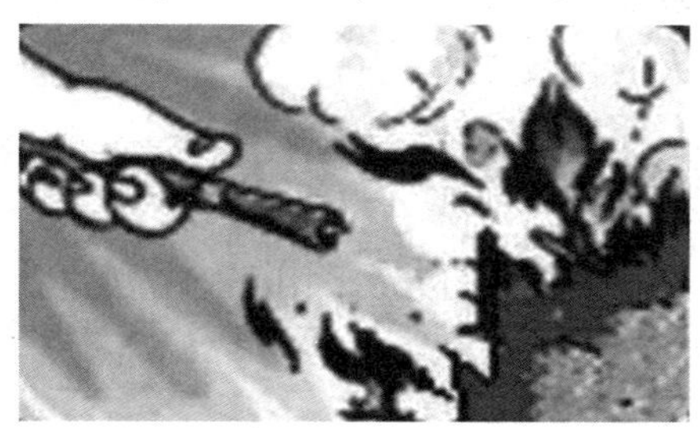

在扑救液体火灾时，因干粉灭火器具有较大的冲击力，不可将干粉直接冲击液面，以防燃烧的液体溅出，扩大火势。

(4)手提式二氧化碳灭火器

戴好手套，二氧化碳释放时会造成喇叭筒迅速冷冻，容易冻伤皮肤。如果情况紧急，身边没有手套，可以用毛巾折叠几层裹住喇叭筒后再握住，避免手掌与喇叭筒直接接触；拔下保险销，握紧喇叭筒，用力压下手柄，在上风口对准火源根部扫射。

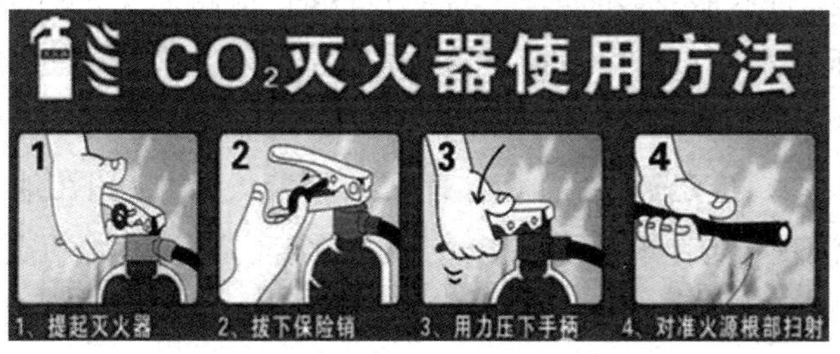

五、注意事项

(1)应放置在通风、干燥、阴凉处，不得接近火源，避免强热辐射，严禁日光暴晒，不可放置于潮湿地方以防钢瓶生锈。

(2)喷射时，操作人员应站在火源的上风方向。

(3)干粉灭火器需要经常检查压力表压力，当指针低于绿区，即进入红区时，应送专业机构检修。

(4)搬运时，要轻拿轻放，不可碰撞，注意保护好阀门和喷管。

实训项目五　身体起火的自救

一、实训目的

1. 了解身体着火的危害。

2. 熟悉救人与自救的注意事项。

3. 掌握身体不同位置着火的自救方法。

二、实训内容

模拟身体不同位置着火以及不同的环境,采用合适方法进行自救。

三、实训器材

灭火毯,纱布。

四、实训过程

现场模拟以下身体着火情形。

1. 自身衣服着火

(1)当身上穿着几件衣服,火不能马上烧到皮肤时,应将着火的外衣迅速脱下来。有纽扣的衣服可用双手抓住左右衣襟猛力撕扯将衣服脱下。如果穿的是拉链衫,则要迅速拉开拉锁将衣服脱下。

(2)如果穿的是单衣,应迅速趴在地上;背后衣服着火时,应躺在地上;衣服前后都燃烧时,则应在地上来回滚动,利用身体隔绝空气,覆盖火焰,窒息灭火,在地上滚动的速度不能快,否则火不容易压灭。

(3)在住宅发生的着火,可以使用被褥、毯子或麻袋等物灭火,拉开后遮盖在身上,然后迅速趴在地上,火焰便会立刻熄灭;如果附近有水,也可使用水浇洒的方式进行灭火。

(4)在野外发生的着火,如果附近有河流、池塘,可迅速跳入浅水中;但若人体已被烧伤,而且创面皮肤已烧破时,则不宜跳入水中,更不能用灭火器直接往人体上喷射,这样做很容易使烧伤创面发生感染。

2. 头发着火

头发和脸部被烧着时,不要用手胡拍乱打,这样会擦伤表皮,不利于治疗,应该用浸湿的毛巾或其他浸湿物去拍打。切记千万不要惊慌失措,东奔西跑,因为奔跑时形成的小风会使火烧得更旺。尽量不要直接跳入水中。因为跳入水中虽然可以尽快灭火,但对后来的烧伤治疗不利。

3. 他人着火

看见有人着火,应该立即将衣服或毛毯在水中浸湿后盖在伤者的身上,这种方式可立即扑灭大火,将伤害降到最低。必须注意的是,不要将纤维被直接盖在伤者身上,纤维易燃,对灭火会起到相反效果。可以向着火的人身上浇水,或帮他将燃烧的衣服撕下来。但不要用干粉灭火器灭火,否则会引发烧伤的创口感染,对伤者后期的治疗不利。

五、注意事项

(1)头面部已经被火焰包围的情况下,切记不要大声呼喊,喊叫会引起严重呼吸道烧伤,而呼吸道烧伤是烧伤患者死亡的主要原因之一。

(2)当衣物燃烧后和皮肤发生粘连时,不要轻易将衣服撕下,最好由医务人员处理。

(3)对于面积不大或不严重的烧伤,可用大量冷水冲洗、浸泡,减少热量继续破坏组织,同时可以减轻疼痛。不能用防腐剂、油脂、凡士林等物品涂抹皮肤烧伤处。

项目五
机械设备安全技术

知识目标

1. 掌握医药生产常用设备操作安全。
2. 熟悉设备的通用安全注意事项。
3. 熟悉医药生产常用特种设备安全。

能力目标

1. 能理解设备操作安全注意事项。
2. 能掌握设备安全操作要点。
3. 能按照设备安全操作规程要求正确操作设备。

思政目标

1. 培养学生的思维能力和严谨的工作态度。
2. 培养学生遵守标准操作的职业素养。
3. 培养学生的团队协作能力和社会责任感。

引文

机械设备无处不在,机械生产安全关乎工人的生命安全和身体健康。现代机械是机、光、电、液等多种技术集成的复杂系统,机械在减轻劳动者工作强度的同时,也存在各种危险因素,如旋转的机械部件、高温、高压等。如果不能正确使用机械、没有合理的安全保护措施,工人可能会发生意外事故,造成伤亡和财产损失。此外,机械故障也可能引发火灾、爆炸等危险事故,给企业带来重大损失。因此,加强机械的安全使用,是保护设备和财产的安全、提高生产效率和经济效益的重要手段。

任务一　机械安全基础知识

知识平台

机械是机器、机构等的泛称。机械往往指一类机器(如化工机械、工程机械、加工机械、建筑机械等)。机器常常指某种具体的机械产品(如起重机、数控机床、注塑机等)。机构一般是指机器的某组成部分,可实现某种特定运动(如四连杆机构、传动机构等)。

机械安全是指在机械生命周期所有阶段,按规定的预定使用条件执行其功能的安全。机械安全由组成机械的各部分及整机的安全状态来保证,由使用机械的人的安全行为来保证,也就是既要保证机械状态正常,也需要劳动者规范自己的行为,严格执行标准操作规程。

一、机械使用过程中的危险有害因素

机械使用过程中的危险可能来自机械设备和工具自身、原材料、工艺方法和使用手段、人对机器的操作过程,以及机械所在场所和环境条件等多方面,可分为机械性危险和非机械性危险。

1. 机械性危险

机械性危险包括与机器、机器零部件(包括加工材料夹紧机构)或其表面、工具、工件、载荷、飞射的固体或流体物料有关的可能导致挤压、剪切、碰撞、切制或切断、缠绕、碾压、吸入或卷入、刺伤或刺穿、摩擦或磨损、抛出、绊倒和跌落等的危险。

产生机械性危险的条件因素主要有:

(1)形状因素。如锋利刀刃,锐边、锐角形等零部件,粗糙或光滑表面。

(2)相对位置。机器零部件运动可能产生挤压、剪切、缠绕等危险。

(3)质量和速度。具有运动的机器零部件与人体接触,零部件由于松动、掉落或折断、碎裂、甩出造成事故。

(4)势能。例如高空作业人员跌落危险、弹性元件的势能释放、在压力或真空中的液体或气体的势能、高压流体(液压和气动)压力超过系统元器件额定安全工作压力等。

(5)质量和稳定性。机器抗倾翻性或移动机器防风抗滑的稳定性。

(6)机械强度不够导致的断裂或破裂。

(7)料堆(垛)坍塌、土岩滑动造成掩埋所致的窒息危险等。

2. 非机械性危险

非机械性危险主要包括电气危险(如电击、电伤)、温度危险(如灼烫、冷冻)、振动危险、

噪声危险、材料和物质产生的危险、辐射危险(如电离辐射、非电离辐射)、未履行安全人机工程学原则而产生的危险等。

知识链接

机械设备主要危险分类

机械设备的主要危险有以下九大类:

1. 机械危险:包括挤压、剪切、切割或切断、缠绕、引入或卷入、冲击、刺伤或扎伤、摩擦或磨损、高压流体喷射或抛射等危险。

2. 电气危险:包括直接或间接触电、趋近高压带电体和静电所造成的危险等。

3. 热(冷)的危险:烧伤、烫伤的危险,热辐射或其他现象引起的熔化粒子喷射和化学效应的危险,冷的环境对健康损伤的危险等。

4. 由噪声引起的危险:包括听力损伤、生理异常、语言通信和听觉干扰的危险等。

5. 由振动产生的危险:如由手持机械导致神经病变和血脉失调的危险、全身振动的危险等。

6. 由低频无线频率、微波、红外线、可见光、紫外线、各种高能粒子射线、电子或粒子束、激光辐射造成的对人体健康和环境损害的危险。

7. 由机械加工、使用和其构成材料与物质产生的危险。

8. 在机械设计中由于忽略了人类工程学原则而产生的危险。

9. 以上各种类型危险的组合危险。

二、机械危险部位及其安全防护措施

生产操作中,机械设备的运动部分是最危险的部位,尤其是那些操作人员容易接触到的运动的零部件;除此之外,机械加工设备的加工区也是危险部位。

1. 转动的危险部位及其防护

(1)转动轴(无凸起部分)

当轴旋转时,无论其多光滑,都可能会将松散的衣物等挂住,并将其缠绕在轴上。由于没有适当的位置来安装固定式防护装置,一般是通过在光轴的暴露部分安装一个松散的和轴有 12 mm 净距的护套来对其进行防护,护套和轴可以相互滑动。为安装方便,护套沿轴向被分成两部分,将其覆盖在轴上并用圆形卡子或者强力胶带将两部分联结起来,如图 5-1 所示。

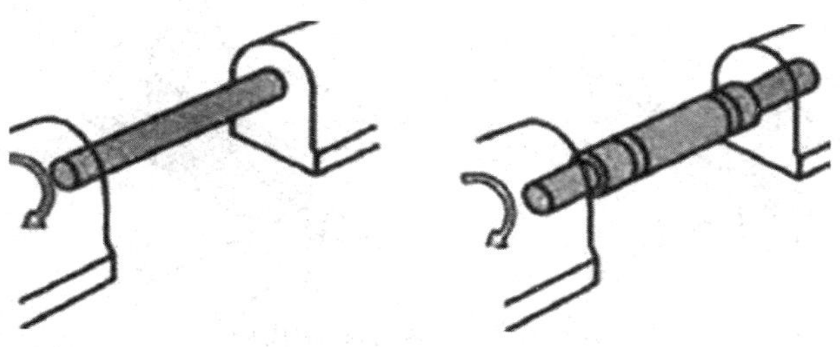

图 5-1　转动轴（无凸起部分）防护措施

（2）转动轴（有凸起部分）

在旋转轴上的凸起物能挂住衣物、头发形成缠绕，同时人体和凸起物发生接触也会对人体造成伤害。对具有凸起物的转动轴要使用防护罩进行全面封闭，如图 5-2 所示。

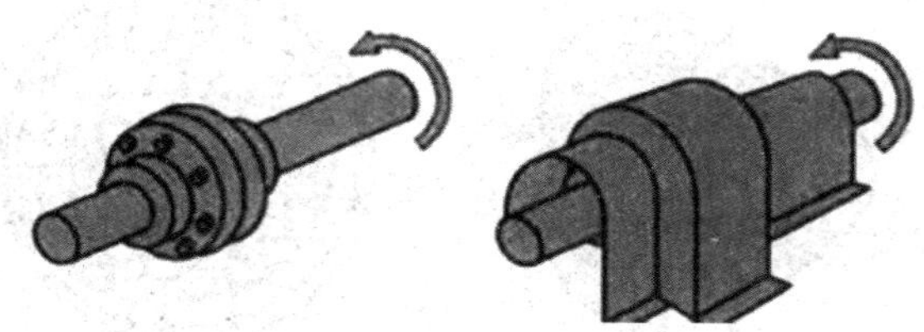

图 5-2　转动轴（有凸起部分）防护措施

（3）对旋式轧辊

即使相邻轧辊的间距很大，但是操作人员的手、臂以及身体都有可能被卷入。一般采用钳形防护罩进行防护，如图 5-3 所示。

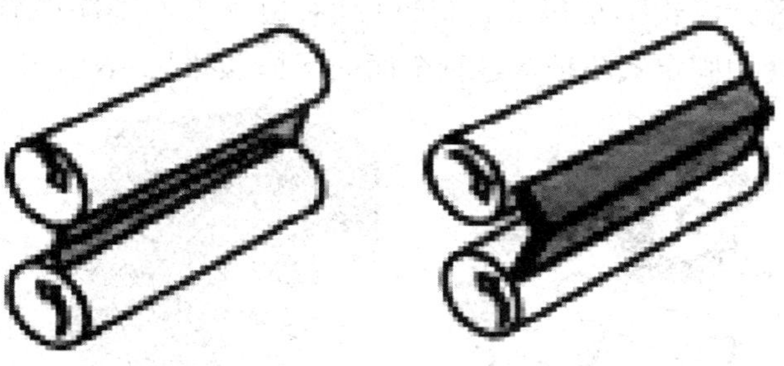

图 5-3　对旋式轧辊的防护措施

（4）牵引辊

当操作人员向牵引辊送入材料时，需要靠近这些转辊，因此风险较大。为了防止意外发生，可以安装一个钳形条，通过减少间隙来提供保护，通过钳形条上的开口，便于材料的输送，如图 5-4 所示。

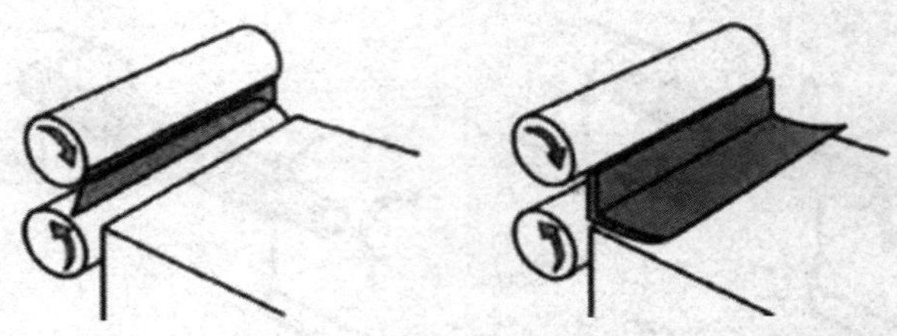

图 5-4　牵引辊的防护措施

(5)轴流风扇(机)

安装在通风管道内部的轴流风扇(机)不存在机械伤人危险,开放式叶片是需要使用防护网来进行防护的。防护网的网孔应足够大,使得空气能有效通过,同时网孔还要足够小,能有效防止手指接近叶片,如图 5-5 所示。

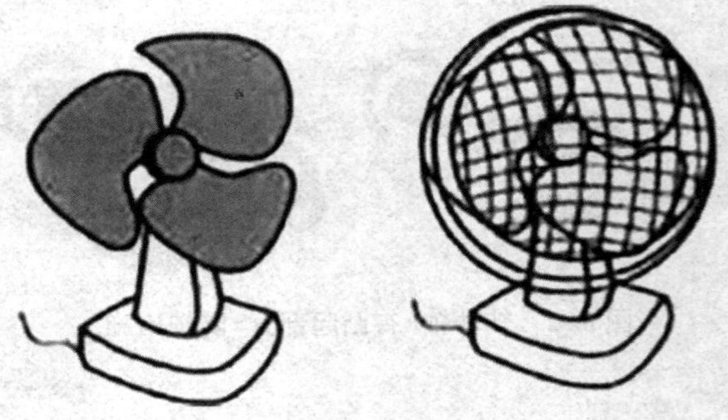

图 5-5　轴流风扇的防护措施

(6)啮合齿轮

机械设备的大部分齿轮都是包含在机框内的,由于人们不能触碰到,这些齿轮是安全的。暴露的齿轮应使用固定式防护罩进行全面的保护,如图 5-6 所示。

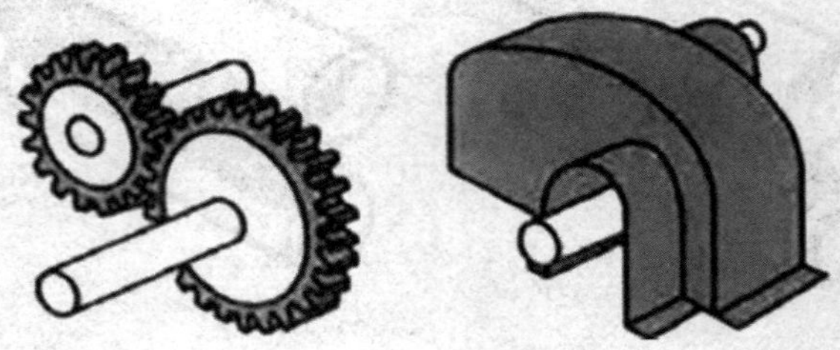

图 5-6　啮合齿轮的防护措施

(7)砂轮机

无论是固定式砂轮机,还是手持式砂轮机,除了其磨削区域附近外,均需要采取密闭设备来提供防护,如图 5-7 所示。

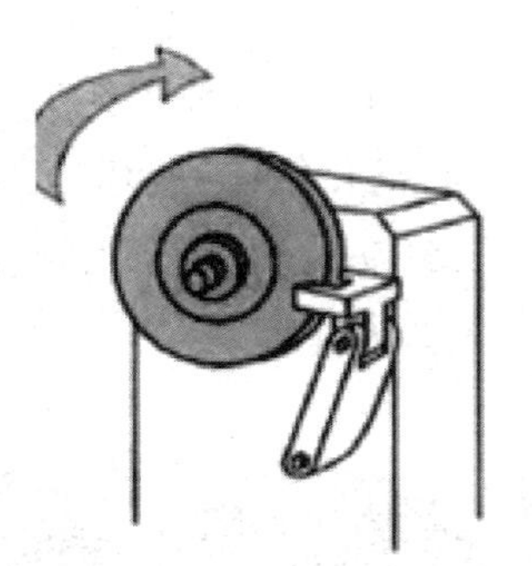
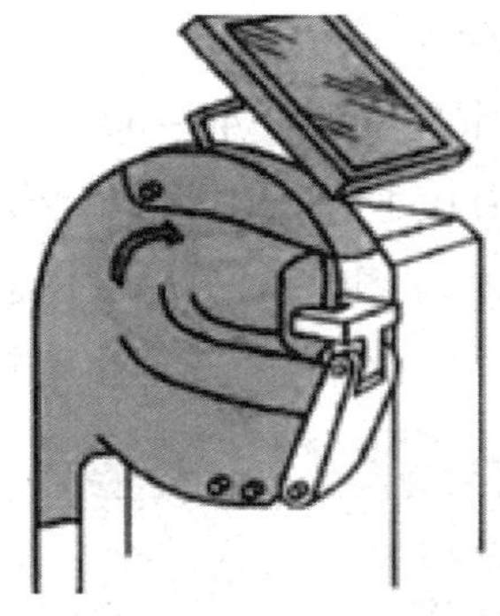

图 5-7　砂轮机的防护措施

(8)旋转的刀具

旋转的刀具应该被包含在机器内部(如卷筒裁切机)。在使用手工送料时,应尽可能减少刀刃的暴露,并使用背板进行防护。当加工的材料是可燃物时,产生碎屑的场所应该有适当的防火措施。当需要拆卸刀片时,应使用特殊的卡具和手套来提供防护。

任务二　特种设备安全技术

根据《中华人民共和国特种设备安全法》的定义,特种设备是指对人身和财产安全有较大危险性的锅炉、压力容器(含气瓶)、压力管道、电梯、起重机械、客运索道、大型游乐设施、场(厂)内专用机动车辆,以及法律、行政法规规定适用本法的其他特种设备。其中锅炉、压力容器(含气瓶)、压力管道为承压类特种设备;电梯、起重机械、客运索道、大型游乐设施为机电类特种设备。

在医药制造企业生产过程中可能会使用到《特种设备目录》中的压力容器、载货电梯、起重机械、场(厂)内专用机动车辆及相关的安全附件等。

一、压力容器

《特种设备安全监察条例》中定义的压力容器是指盛装气体或者液体,承载一定压力的密闭设备,其范围规定为最高工作压力大于或者等于 0.1 MPa(表压),且压力与容积的乘积大于或者等于 2.5 MPa · L 的气体、液化气体和最高工作温度高于或者等于标准沸点的液体的固定式容器和移动式容器;盛装公称工作压力大于或者等于 0.2 MPa(表压),且压力与容积的乘积大于或者等于 1.0 MPa · L 的气体、液化气体和标准沸点等于或者低于 60 ℃液体的气瓶;氧舱等。

1. 气瓶的安全管理

气瓶是指在正常环境下(-40~60 ℃)可重复充气使用,公称工作压力为1.0~30 MPa(表压),公称容积为0.4~1 000 L的盛装永久性气体、液化气体或溶解气体的移动式压力容器。气瓶由瓶体、瓶帽(图5-8)、瓶阀、防震胶圈(图5-9)等组成。瓶阀、瓶帽、防震胶圈是气瓶的安全附件,它们对气瓶的安全使用起着非常重要的作用。

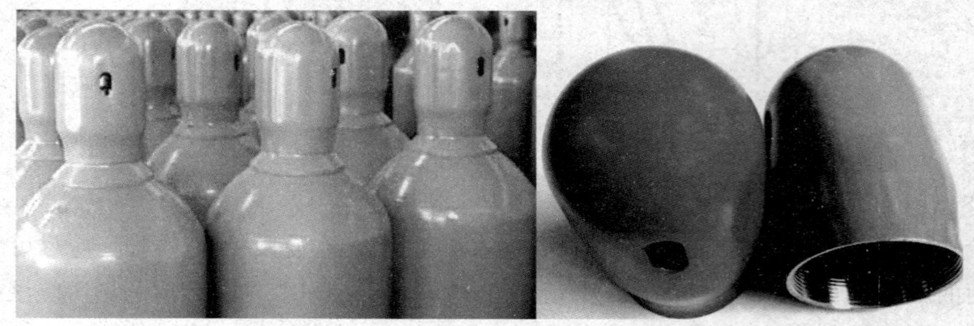

图5-8　瓶帽

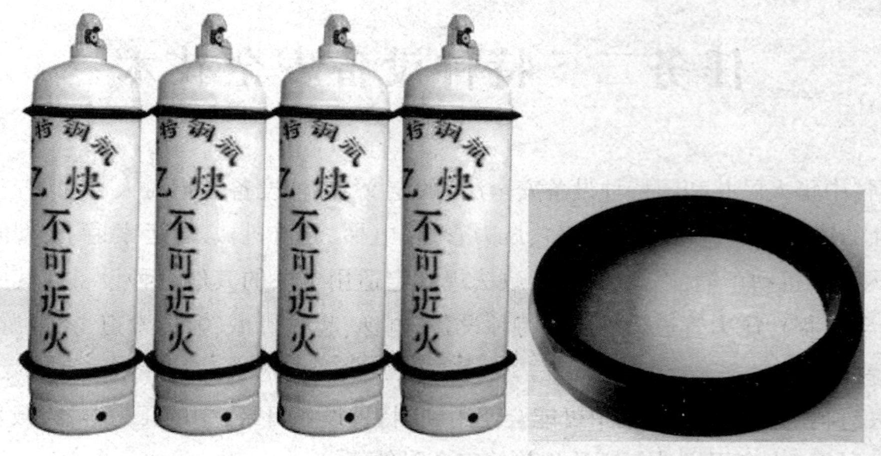

图5-9　防震胶圈

由于流通范围广、使用条件多变,而且气瓶盛装气体种类繁多,很多具有易燃易爆、毒害性、腐蚀性、化学反应危险性等特点,一旦发生事故,后果严重。在使用以及储存过程中一定要严格遵守安全使用规定。

(1)气瓶的检查

要从具有气瓶生产或气瓶充装许可证的厂家采购或充装气瓶,接收前应进行检查验收。对气瓶的检查主要包括:①气瓶是否有清晰可见的外表涂色和警示标签,不同的气体使用涂色不同的气瓶(图5-10);②气瓶是否超过定期检验周期;③气瓶的外表是否存在腐蚀、变形、磨损、裂纹等严重缺陷;④气瓶的附件(防震圈、瓶帽、瓶阀)是否齐全、完好,是否有检验合格证等。检查不合格的气瓶不得接受。

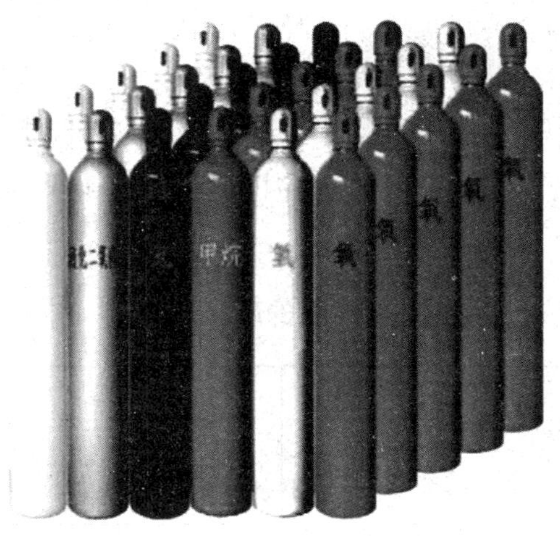

图 5-10　盛装不同气体的气瓶

(2)气瓶的搬运

搬运气瓶时需要注意:①旋紧瓶帽,注意轻装轻卸,禁止在瓶帽处提升气瓶。②近距离移动气瓶时,用手扶瓶肩转动瓶底,并且要使用手套。远距离移动时,应使用专用小车搬运,特殊情况下可采用适当的安全方式搬运。③卸车时应在气瓶落地点铺上软垫或橡胶皮垫,逐个卸车,严禁溜放。装卸氧气瓶时,工作服、手套和装卸工具、机具上不得粘有油脂。④提升气瓶时,应使用专用吊篮或装物架,不得使用钢丝绳或链条吊索,严禁使用电磁起重机和链绳。

(3)气瓶的存储

气瓶存储时需注意:①应置于专用仓库储存,气瓶仓库应符合《建筑设计防火规范》的有关规定;②仓库内不得有地沟、暗道,严禁明火和其他热源,仓库内应通风、干燥,避免阳光直射、雨水淋湿,尤其是夏季雨水较多,谨防仓库内积水,腐蚀钢瓶;③空瓶与实瓶应分开放置,并有明显的标志,毒性气体气瓶和瓶内气体相互抵触能引起燃烧、爆炸,产生毒物的气瓶应分室存放并在附近设置防毒用具或灭火器材;④气瓶放置应整齐、配戴好瓶帽,立放时应妥善固定,横放时头部朝同一方向;⑤盛装发生聚合反应或分解反应气体的气瓶,必须根据气体的性质控制仓库内的最高温度,规定储存期限,并应避开放射线源;⑥瓶内气体不得用尽,必须留有剩余压力。压缩气体气瓶的剩余压力应不小于 0.05 MPa,液化气体气瓶应留有不少于规定充装量的剩余气体,防止空气吸入引发事故和影响气体纯度。

(4)气瓶的使用

使用气瓶前使用者应对气瓶进行安全状况检查,重点检查瓶体是否完好,盛装气体是否符合作业要求,减压器、流量表、软管、防回火装置是否有泄漏、磨损及接头松懈等现象。

气瓶应在通风良好的场所使用。如果在通风条件差或空间有限的场地里使用气瓶,应采取相应的安全措施，以防止出现氧气不足或危险气体浓度加大的现象。

开启或关闭瓶阀时，应用专用扳手，不准使用其他工具，以防损坏阀件。装有手轮的阀门不能使用扳手。如果阀门损坏，应将气瓶隔离并及时维修。开启或关闭瓶阀应缓慢，特别是盛装可燃气体的气瓶，以防止产生摩擦热或静电火花。打开瓶阀门时，人要站在气瓶出气口侧面。气瓶使用完毕后应关闭阀门，释放减压器压力，并配戴好瓶帽。

知识链接

常用气瓶的颜色标志

序号	充装气瓶的名称	瓶色	字样
1	氧	淡(酞)蓝	氧
2	氩	银灰	氩
3	氮	黑	氮
4	二氧化碳	铝白	液化二氧化碳
5	乙炔	白色	乙炔不可近火

二、载货电梯、起重机械、场(厂)内专用机动车辆

1. 载货电梯

载货电梯主要为运送货物而设计，是涉及生命安全、危险性较大的特种设备，为了确保、正确、安全地使用载货电梯，杜绝安全事故发生，需要严格遵守以下规定：

(1)载货电梯严禁载人，严禁大力碰撞电梯门及轿厢。

(2)载货电梯运行故障时严禁敲打、手扒或身靠关闭的电梯门，以防发生意外。此时应保持冷静，不要乱动，通过紧急按钮或大声呼叫等方式通知别人营救。

(3)电梯即将关闭时，严禁用手伸进门间隙尝试使电梯重开门，以防夹伤。

(4)保持电梯内清洁卫生，严禁在电梯内吸烟、吐痰、丢垃圾。严禁装载易燃易爆、超长超重物品和具有腐蚀性的物品。

(5)不要在轿厢内打闹、跳动。

2. 起重机械

起重机械(图 5-11)，是指用于垂直升降或者垂直升降并水平移动重物的机电设备。使用起重机械需要注意：

(1)起重机械必须由经过培训考核合格并持有有效操作证的起重机械司机操作。

(2)起重机械起动前必须鸣铃或报警。操作中的起重机械接近人员时，应示以断续的铃声或报警，以示避开。如果人员不能马上离开，应停车等待，严禁吊运重物从人员头上或重要设备上方越过，重物或吊臂下严禁站人。

(3)应按指挥人员的信号操作。

(4)严禁用人身重量来平衡吊运物品或人力支撑物品起吊,严禁人站在物品上同时吊运。

(5)卸下吊运物品,要垫好衬木,不规则物品要做好支撑,保持平衡。

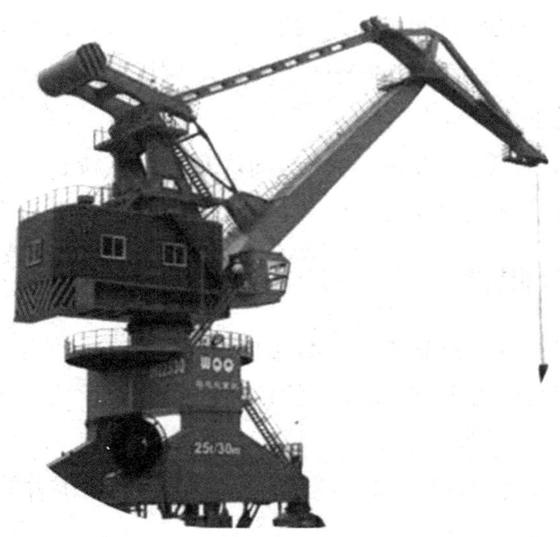

图 5-11　起重机械

3. 场(厂)内专用机动车辆

叉车(图 5-12)是工业搬运车辆,是指对成件托盘货物进行装卸、堆垛和短距离运输作业的各种轮式搬运车辆,也是制药企业常用的机动车辆。

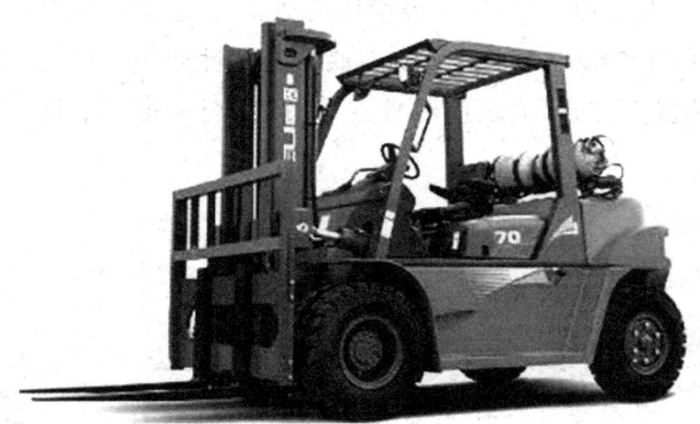

图 5-12　叉车

使用叉车时需要注意:

(1)必须经过相关部门考试合格,取得政府机构颁发的特殊工种操作证,方可驾驶叉车。

(2)不准在货叉上站人,叉车上不准载人运行,严禁酒后驾驶,行驶途中不准饮食和闲谈、接打电话,身体过度疲劳或患病有碍行车安全时,不得驾驶叉车。

(3)车辆使用前,应严格检查,严禁带故障出车,不可强行通过有危险或潜在危险的路段。

（4）搬运货物时不允许用单个货叉运转货物，也不允许用货叉尖端去挑起货物，必须是货叉全部插入货物下面并使货物均匀地放在货叉上。

（5）每次起步前，必须观察叉车前后左右有无人员和障碍物，确认安全后方可鸣号起步。

（6）车辆不准超载使用。装载物件高度不得影响驾驶员视线。行驶过程中双叉或运送的物件离地高度不得大于 0.5 m。

（7）遇到路口时必须停车，观察路口情况，确认安全后重新起步通过；遇到人行横道上有人行走时，必须将叉车停在横道线前，等行人通过后才能起步通过。

三、常用的安全附件

安全附件是为了使压力容器安全运行而安装在设备上的一种安全装置，包括安全阀、爆破片装置、紧急切断装置、压力表、液面计、测温仪表、易熔塞等。

1. 压力表

压力表是指以弹性元件为敏感元件，测量并指示高于环境压力的仪表，在很多工业流程和科研领域应用，极为普遍。

一般压力表用来监视受压容器内部所充介质运行中的工作情况，以便恰当地控制受压容量，保护生产设备的安全；通过掌握压力参数，为操作人员监视、控制和调节生产提供可靠依据。

压力表安全使用注意事项：（1）压力表应安装在便于观察、易于更换的地方，安装地点应避免振动和高温，须垂直安装。（2）压力表使用的适宜环境温度为-25～55 ℃。（3）压力表使用范围，应在上限的1/3～2/3之间。（4）在测量腐蚀性介质、可能结晶的介质、黏度较大的介质时应加隔离装置。（5）压力表应经常进行检定（至少每三个月一次），如发现故障应及时修理。

▶▶知识链接

氧气压力表

氧气压力表与普通压力表在结构和材质方面可以完全一样，只是其必须禁油。因为油进入氧气系统易引起爆炸。所用氧气压力表在校验时，不能像普通压力表那样以油作为工作介质，并且氧气压力表在存放中要严格避免接触油污。如果必须采用现有的带油污的压力表测量氧气压力时，使用前必须用四氯化碳反复清洗，认真检查直到无油污。

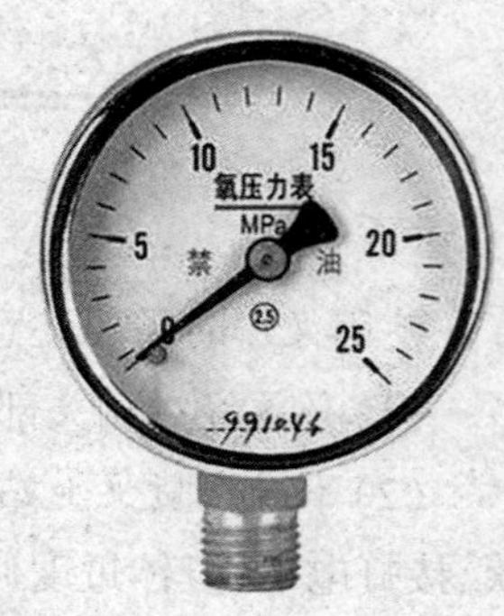

2. 易熔塞

易熔塞(图 5-13)装置内的低熔点合金在较高的温度下即可熔化打开通道使气体从原来填充的易熔合金的孔中排出来泄放压力,其特点是结构简单、更换容易、由熔化温度而确定的动作压力较易控制。一般用于气体压力不大,完全由温度的高低来确定的容器。易熔塞排放过高压力后不能继续使用,容器和装置也得停止运行。

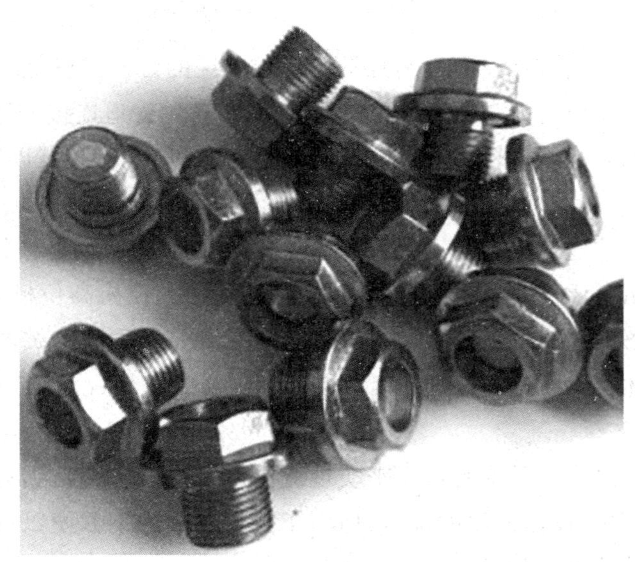

图 5-13　易熔塞

任务三　医药企业常见设备安全

随着现代医药技术的发展,制药企业的生产设备越来越复杂和先进。如果没有合理的操作规程和安全措施,这些设备可能会对人员和环境造成严重的危害。制药企业必须严格遵守相关的安全操作规程,做好员工的安全培训,以确保生产过程的安全和可靠性。

一、原料药生产设备安全

原料药的生产过程主要分为投料前的准备、反应阶段、反应后处理几个部分,根据拟生产产品种类的不同,涉及的具体的单元操作以及使用的设备种类也会不同,通过学习熟悉典型的单元操作以及常用设备的安全操作要点,能够将学到的知识运用到实际生产中,预防事故的发生。

1. 流体输送

根据生产工艺的要求,常常需要将液体物料从一个设备输送到另一个设备、从一个车间输送到其他车间,而生产中的传热、传质及化学反应过程多数都是在流体流动条件下进行的,流体的流动状况直接关系到生产过程的安全状况。因此,液体安全输送对于保证工艺任务的完成以及提高反应过程的速率都是十分重要的。常见的流体输送包括以下几种。

(1)高位槽送料

在原料药生产中,各容器、设备之间常常会存在一定的位差,当按照工艺要求将高位设备内的液体输送到低位设备内时,可以通过直接将两设备用管道连接的办法实现,这就是所谓的高位槽送液。另外,在要求特别稳定的场合,也常常设置高位槽,以避免输送机械带来的波动。

液体需通过泵压输送或负压输送提升到高位槽。在提升的过程中由于流体的摩擦,很容易在高位槽或计量槽中产生静电火花而引起燃烧,因此,在向高位槽或计量槽输送流体时,除了控制流速之外,还应将流体入口管插入液下。凡是与物料相关的设备、管线、阀门、法兰等都应形成一体并进行接地保护。

(2)真空抽料

真空抽料是指通过真空系统的负压来实现流体从一个设备转移到另一个设备的操作。真空抽料具有结构简单、操作方便的优点,但由于流量调节的不方便以及需要真空系统,不适用于输送挥发性的液体。

桶装有机溶剂采用真空抽料时,由于输送过程中有可能产生静电积累,因此输送系统必须设计有良好的接地系统,输送系统应当采用金属管线,不应采用非金属管线。真空抽料快结束时,由于液位降至吸口以下,很可能产生静电放电,如果采用非导体吸管,吸管会带上很高的电荷,在移至罐口时会出现静电火花而引燃或引爆料桶内的液体蒸气。

真空输送的如果是易燃液体,需要注意输送过程的密闭性,空气和易燃蒸气形成爆炸性混合系,在点火源的作用下就会引起爆炸。空气和蒸气的混合物在流动过程中增大了产生静电放电的可能性,这是十分危险的。为了防止大量的易燃易爆气体或粉尘抽入真空泵,真空泵前应安装洗涤或过滤装置。解除负压恢复常压时应小心操作,系统内温度降低后再缓缓放进空气,防止氧化燃烧。此外,设备强度应符合要求,防止设备抽瘪而发生事故。

(3)压缩空气送料

采用压缩空气送料也是生产中常用的方法。压缩空气送料设备结构简单,可用于输送腐蚀性大、不易燃易爆的流体,流量小且不易调节,只能间歇输送流体。

此方法不能用于易燃和可燃液体物料的输送,因为压缩空气在输送物料时可以和液体蒸气形成爆炸性混合体系,容易发生爆炸事故。

(4)机械送料

可用于液体输送的机械种类多,流量可选范围宽而且易于控制,是生产中常见的流体输送方法。

在流体输送过程中，需要注意和控制以下安全风险。

(1)腐蚀

生产中输送的流体常具有腐蚀性，因此需要注意流体输送机械、输送管道以及各种管件、阀门的耐腐蚀性。

(2)泄漏

流体输送中在流体输送机械、输送管道、阀门以及各种其他管件的连接处都有发生泄漏的可能，特别是内外压差越大的场所发生的概率越高，危险性更大。一旦发生泄漏，不仅会直接造成物料的损失，而且危害环境，并易引发中毒、火灾等事故。

(3)火灾、爆炸

生产中需输送的流体常具有易燃性和易爆性，当有火源存在时容易发生火灾、爆炸事故。

(4)人身伤害

流体输送机械的运动部件也可能对人身造成伤害。此外，有些流体输送机械有高温区域，存在烫伤的危险。

(5)静电

流体与管壁或器壁的摩擦可能会产生静电，进而有引燃物料发生火灾、爆炸的可能。

(6)其他

如果输送流体骤然中断或大幅度波动，可能会导致设备运行故障，甚至造成严重事故。

2. 粉碎、筛分

粉碎是医药生产中一种常见的单元操作，对于体积过大、不适宜直接使用的固体原料或不符合要求的半成品，进行加工使其变小的过程就叫粉碎，主要通过粉碎机实现操作。使用的粉碎机种类不同，粉碎后粒径范围也不同。实际生产时主要根据生产所需要的粉碎能力、被粉碎物料的性质(密度、硬度、含水量)和物料颗粒的大小、成品所要求的粒径的大小、粒度分布、形状等因素选择不同类型的粉碎机。图 5-14 为万能粉碎机，适用于大多数药物，但不适合高硬度、磨蚀性大的物料。

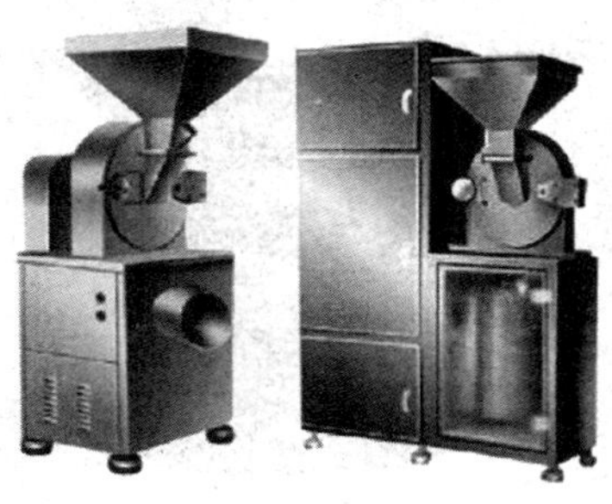

图 5-14　万能粉碎机

使用粉碎机安全注意事项：

（1）严格按照规定使用机器，严禁超速、超负荷工作。

（2）操作者衣袖要扎紧，应穿戴相应的劳动保护用品，尤其是防护眼镜和防尘口罩。

（3）需粉碎的物料中不得有硬物，如铁、砂等。

（4）开机后，作业人员不准离开工作岗位，要站在抽风机一侧工作。

（5）听见异常声音或振动异常应立即停机检查。

（6）加料时，推料的物品不可插入太深，更不可将手直接插入。如物料堵塞，严禁将手伸入料口，更不准用眼查看。

（7）工作时严禁用金属硬物在出料口拨料。

（8）粉碎机未停稳时，严禁打开机盖，通电情况下严禁拆开粉碎机进行清洗或检修。

筛分是将松散的混合物料通过单层或多层筛面的筛孔，按照粒度分成若干不同粒径物料的过程。通过筛分，可以得到粒度均匀的物料，可以去除过粗和过细的颗粒，对于药品质量的保障及制剂生产的顺利进行都有重要意义。如图 5-15 所示为多级振荡筛，通过筛体的往复运动，对物料产生筛选作用。

使用筛分机的安全注意事项：

（1）筛分机械的运行人员，应经过专业培训，经考试合格后方可上岗操作。

（2）作业人员在进行设备巡视、操作或值班场所的噪声超过国家卫生标准值时，应佩戴防噪耳塞或耳罩。在干法生产工艺场所作业时，应戴防尘口罩或防尘面罩。

（3）设备运转时，作业人员不能在输料皮带下方和转料斗、振动筛周围停留。

（4）作业人员应做好设备维护保养工作，保持设备、环境清洁卫生。清扫工具不应触及设备传动或转动部位，不应对运转中的设备进行清扫作业。

（5）应定期检查维护作业范围内的安全防护设施、防尘设施、警示标志。

（6）应按规定做好设备运行记录和交接班记录。

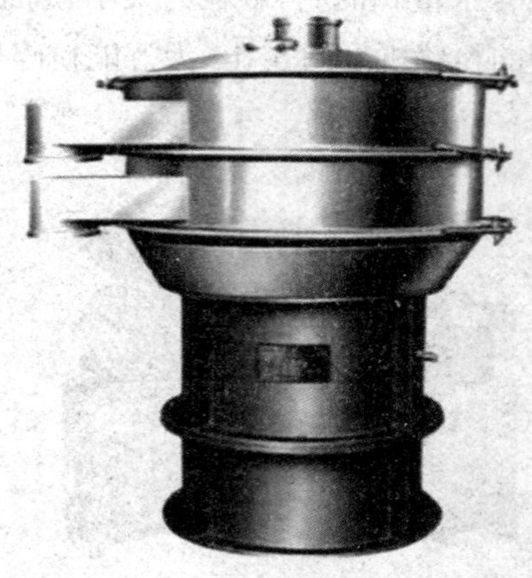

图 5-15　多级振荡筛

3. 化学制药反应设备

化学制药的反应设备又称化学反应器，是制药过程的核心设备，它的作用包括：通过对参加反应的介质作充分搅拌，使物料混合均匀；使气体在液相中均匀分散；使固体颗粒在液相中均匀悬浮；使不相容的另一液相均匀悬浮或充分乳化。

按照操作方式的不同，釜式反应器可分为间歇釜式反应器（或称间歇釜）、连续釜式反应器（或称连续釜）、半连续釜式反应器。

由于药品的生产规模小、品种多，原料与工艺条件多种多样，而间歇操作的搅拌釜装置简单、操作方便灵活、适应性强，因此在制药工业中获得广泛的应用。这种反应器的特点是物料一次性加入，反应结束后一起放出，全部物料参加反应的时间是相同的；操作灵活，易于适应不同操作条件和产品品种，适用于小批量、多品种、反应时间较长的产品生产。如图5-16所示为不锈钢材质釜式反应器。

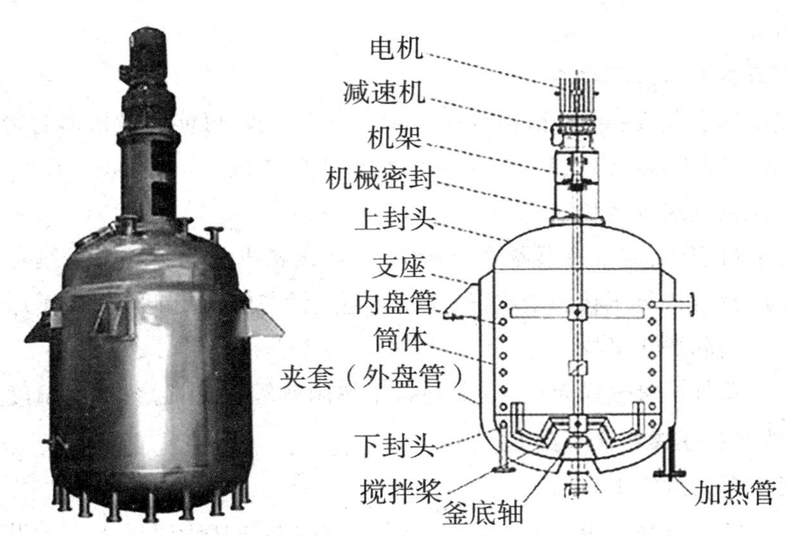

图5-16　不锈钢材质釜式反应器

近年来，反应设备的泄漏、火灾、爆炸事故屡屡发生。由于反应设备内常常装有有毒有害的危险化学品，因此与一般爆炸事故相比后果更为严重。事故发生主要和以下几个因素有关系。

（1）物料

反应设备中的物料大多属于危险化学品。如果物料属于自燃点和闪点较低的物质，一旦发生泄漏，就会与空气形成爆炸性混合物，遇到点火源可能发生火灾、爆炸事故；如果物料属于毒害品，一旦发生泄漏，有可能造成人员中毒窒息。

（2）设备制造问题

反应设备的设计不合理、设备结构形状的不连续、焊缝布置不当等，都有可能引起应力集中；材质选择不当、制造容器时焊接质量达不到要求、热处理不当等，都有可能使材料韧性下降；容器壳体受到腐蚀性介质的腐蚀、安全附件的缺失等，都有可能使容器在使用过程中发生爆炸。

(3)操作过程失误

①反应失控

许多化学反应，如氧化、氯化、硝化、聚合等均为强放热反应，若反应失控或突发停电、停水等事故，会造成反应热蓄积，导致反应设备内温度急剧上升、压力增大，超过反应设备耐压能力，会导致容器破裂、物料喷出，可能会引起火灾、爆炸事故；反应设备爆裂会导致物料蒸气压的平衡状态遭到破坏，不稳定的过热液体会引起二次爆炸，喷出的物料迅速扩散，反应设备周围空间会被可燃液体的雾滴或蒸气笼罩，遇到点火源有可能会发生三次爆炸。

②反应容器中高压物料窜入低压系统

与反应容器相连的常压或低压设备，由于高压物料窜入，超过反应容器承压极限，从而发生物理性爆炸。

③水蒸气或水漏入反应容器

如果加热用的水蒸气、导热油、冷却用水漏入反应设备，可能与设备内的物料发生反应，分解放热，造成温度压力急剧上升，物料冲出，引起火灾事故。

④蒸馏冷凝系统缺少冷却水

物料在蒸馏过程中，如果冷凝器冷却水中断，而设备内的物料仍在继续蒸馏循环，会造成系统由原来的常压或负压状态变成正压状态，超过设备的承受能力发生爆炸。

⑤容器受热引起爆炸事故

由于反应设备外部可燃物起火，或受到高温热源热辐射，引起容器内温度急剧上升，压力增大，会导致冲料或爆炸事故发生。

⑥物料进出容器操作不当

很多低闪点的甲类易燃液体通过液泵或抽真空的办法从管道进入反应设备，如果物料流速过快，会造成积聚的静电不能及时导除，导致燃烧爆炸事故发生。

4. 过滤与沉降设备

过滤就是在外力的作用下使含有固体颗粒的非均相物系(气-固或液-固物系)通过多孔性物质，混合物中固体颗粒被截留，流体则穿过介质流出，从而实现固体与流体分离的操作。虽然过滤包括含尘气体的过滤和悬浮溶液的过滤，但通常所说的“过滤”往往是指悬浮液的过滤。

根据推动力不同，过滤可分为重力过滤(过滤速度慢，如滤纸过滤)、离心过滤(过滤速度快，设备投资和动力消耗较大，多用于颗粒大、浓度高悬浮液的过滤)和压差过滤(应用最广，可分为加压过滤和真空过滤)。

按压差产生方式过滤设备可分为：压滤和吸滤设备，如压滤机、叶滤机、转鼓真空过滤机等；离心过滤设备，如离心过滤机。如图 5-17 所示为平板式离心机。

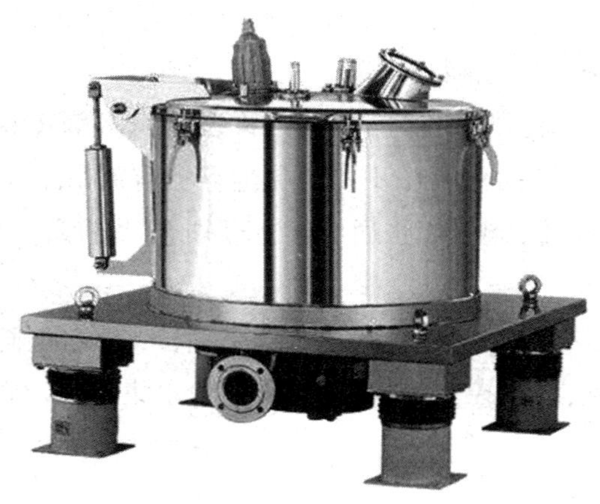

图 5-17　平板式离心机

沉降就是依据连续相(流体)和分散相(颗粒)的密度差异,在重力场或离心场中在场力作用下实现两相分离的操作。用来实现这种过程的作用力可以是重力,也可以是离心力。因此,沉降又可分为重力沉降和离心沉降。重力沉降多用于大颗粒物质的分离,而离心沉降则多用于小颗粒物质的分离。

旋风分离器是利用惯性离心力的作用从气流中分离出所含尘粒的设备,如图 5-18 所示。旋风分离器器体一般上部为圆筒形,下部为圆锥形。含尘气体从圆筒上侧的进气管以切线方向进入,受器壁约束而旋转向下作螺旋运动,分离出粉尘后从圆筒顶的排气管排出。粉尘颗粒自锥形底落入灰斗。旋风分离器结构简单,没有运动部件,分离效率较高,是气固混合物分离的常用设备。但其阻力损失较大,颗粒磨损严重。

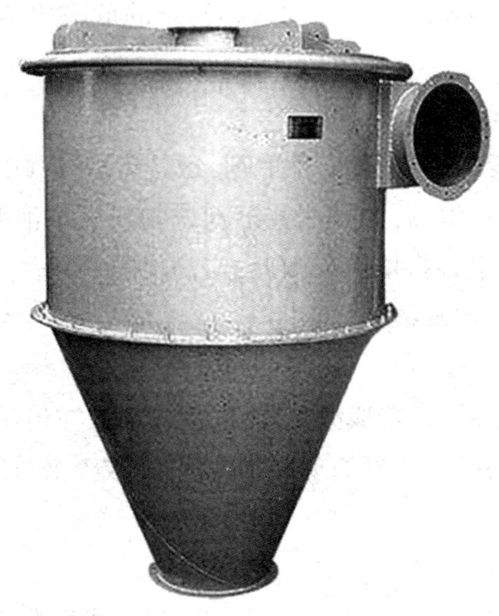

图 5-18　旋风分离器

过滤和沉降操作时根据物料性质以及设备不同，具有以下安全风险。

(1)存在中毒、火灾和爆炸危险

悬浮液中的溶剂都有一定的挥发性，特别是许多有机溶剂还具有易燃、有毒、易爆的性质，在过滤或沉降(如离心沉降)过程中不可避免地存在溶剂暴露问题，在操作过程中应注意做好个人防护，避免发生中毒，同时加强通风，防止形成爆炸性混合物引发火灾或爆炸事故。

(2)存在粉尘危害

含尘气体经过沉降设备后必然还含有少量细小颗粒，尾气的排放一定要符合规定，同时操作场所应加强通风除尘，严格控制粉尘浓度，避免粉尘集聚引发粉尘爆炸或给操作人员健康带来危害。

(3)存在机械损伤危险

启动离心机后，不得随意停止或打开离心机，必须等待离心机完全停止后方可进行后续操作。

5. 蒸馏与萃取设备

蒸馏操作是利用混合液体或液-固体系中各组分沸点不同，使低沸点组分蒸发再冷却凝结成液体，达到各个组分分离的单元操作过程，是蒸发和冷凝两种单元操作的联合。蒸馏是分离沸点相差较大的混合物的一种重要的操作技术，尤其是对于液体混合物的分离有重要的实用意义。

萃取，又称溶剂萃取或液液萃取，亦称抽提，是利用系统中的各个组分在溶剂中溶解度的不同来分离混合物的单元操作，是利用物质在两种互不相溶(或微溶)的溶剂中溶解度或分配系数的不同，使溶质物质从一种溶剂内转移到另外一种溶剂中的方法。

蒸馏及萃取过程中有很大概率使用到易燃易爆的危险化学品，进行操作时要注意以下几个方面。

(1)中毒、火灾和爆炸危险

在药物制备过程中，无论是吸收剂、萃取剂，还是蒸馏过程中产生的物料蒸气，大多数都是易燃、易爆、有毒的危险化学品，如果这些溶剂或物料发生泄漏或挥发到外界环境，中毒、火灾和爆炸事故发生的概率必将增大。因此，应高度重视系统的密闭性以及耐腐蚀性。此外，还应注意控制尾气中溶剂及物料的浓度。

(2)设备运行故障

除了可能发生物料腐蚀设备造成故障外，气液或液液在传质分离过程中的内湍动，也可能会造成部分内构件发生移位、变形的现象，造成气液或液液分布不均、流动不畅，从而影响分离效果。

(3)设备爆裂

进行真空(减压)操作时，由于空气的漏入与物料形成爆炸性混合物，或者加压操作使系统压力的异常升高，都有可能造成分离设备的爆裂，引起伤人事件。

6. 干燥设备

干燥是指通过干燥设备使水分或其他可挥发性液体成分汽化逸出，以获得规定含湿量的固体物料，目的是满足物料使用或进一步加工的需要。用于进行干燥操作的设备，类型很多。按操作压力，干燥器分为常压干燥器和真空干燥器两类。按加热方式，干燥器分为对流式、传导式、辐射式、介电式等类型。按湿物料的运动方式，干燥器分为固定床式、搅动式、喷雾式干燥设备。按结构，干燥器分为厢式干燥器、输送机式干燥器、滚筒式干燥器、立式干燥器、机械搅拌式干燥器、回转式干燥器、流化床式干燥器、气流式干燥器、振动式干燥器、喷雾式干燥器（图 5-19）以及组合式干燥器等多种。

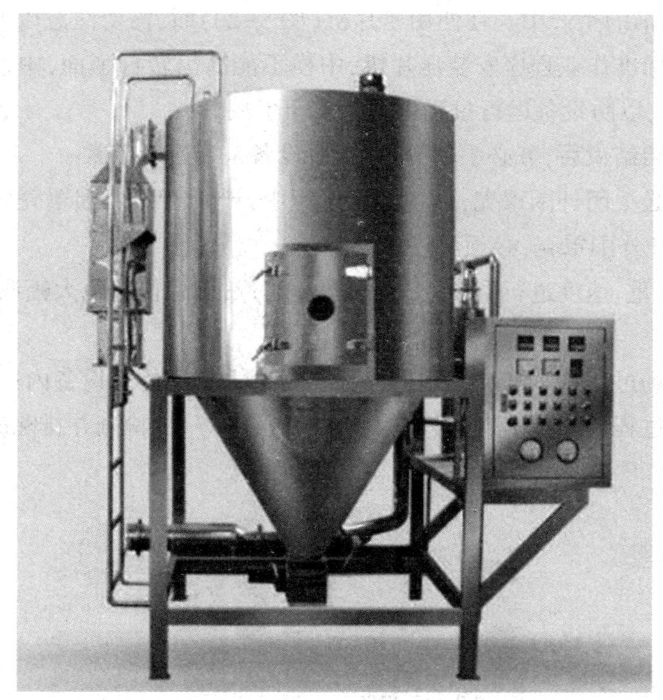

图 5-19　喷雾式干燥器

对于干燥后的产品要求（含水量、形状、强度及粒径等）不同，所采用的干燥方法和干燥器的型式也就多种多样，操作过程中存在以下几方面风险。

（1）静电

一般干燥介质温度较高，湿度较低，在此环境中物料与气流、物料与干燥器器壁等容易产生静电，如果没有良好的防静电措施，容易引发火灾或爆炸事故。

（2）火灾或爆炸

干燥过程中会出现易燃蒸气或粉尘，同空气混合后达到爆炸极限时，遇明火、炽热表面或高温即发生燃烧或爆炸；如果干燥温度、干燥时间控制不当，也有可能造成物料分解而发生爆炸。

(3)人身伤害

干燥操作常处于高温、粉尘浓度大或存在有害气体的环境中，可造成操作人员中暑、烫伤、粉尘吸入过量以及中毒；此外，许多转动的设备也有可能对人员造成机械损伤。因此，应设置必要的防护设施（如通风、防护罩等），并加强操作人员的个人防护（如戴口罩、手套等）。

7. 压片设备

压片是指将粉末状的物质通过力的作用，使其变成固体的压缩片状的过程。压片主要用于制造药片、化妆品片剂、肥料片等。在制药工业中，压片是一种常用的制剂工艺，被广泛应用于药物固体制剂的生产中。在使用压片机（图 5-20）时，需要注意以下几个方面：

(1)严格按照标准作业程序安装压片机，中模不能高出转台平面，中模紧固螺丝和下冲垫块螺丝务必拧紧，以防设备运行过程中发生安全事故。

(2)压片机安装结束后，务必手动盘车，查看设备是否运行正常。

(3)开机前务必关闭外围罩壳，设备运行过程中，严禁打开外围罩壳将手伸入设备内进行操作，若需要打开外围罩壳，必须先停机。

(4)对压力、片重、速度进行调节时，必须缓慢进行，切忌快速地大幅调节，以免过载造成停机或故障。

(5)安装和清场过程中，严禁一人转动手轮，另一人将手伸入设备内进行操作。

(6)设备运行过程中出现卡顿、异响等问题，需立即停机，检查并排除故障后，方可开机。

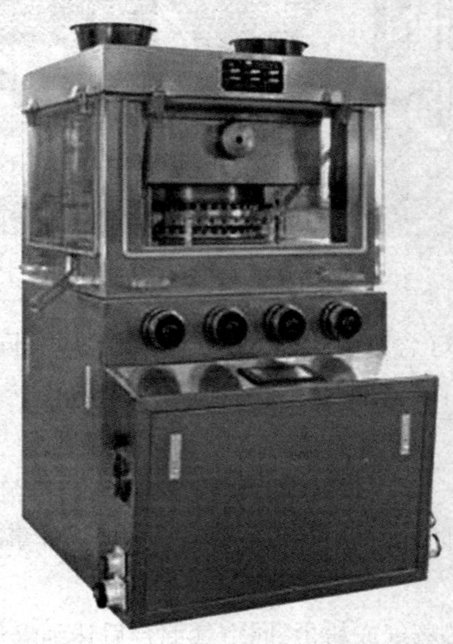

图 5-20　压片机

目标检测

请扫码完成在线检测：

实训项目六　扭伤的现场救护

一、实训目的

1. 熟悉扭伤的症状。

2. 掌握手指、踝关节、腰扭伤的现场处理办法。

二、实训内容

模拟扭伤现场，根据扭伤部位不同采取相应的现场处理方法。

三、实训工具

绷带、胶布、毛毯等。

四、实训过程

关节扭伤一般发生在关节扭转的幅度超过正常的范围，从而导致关节韧带的过度伸展和撕裂，造成关节扭伤。关节扭伤后的典型症状是：扭伤的关节出现肿胀、剧烈疼痛及局部皮肤发生颜色改变等。正确处理扭伤可以缓解疼痛，促进康复，避免并发症的发生。

1. 手指扭伤

扭伤后，不要试图自己使关节复位或强行扭动受伤部位使其复位，应该首先进行冷敷，最好用冰。如果现场附近没有冰，可用水代替。将手指泡在水中冷敷 15 min 左右，然后用冷湿布包敷。再用胶布把手指固定在伸指位置。

2. 踝关节扭伤

扭伤后应该立即停止行走、运动或是劳动，可以采取以下措施：

(1)将患肢放在稍高一点的地方，控制其完全不活动。严重的关节扭伤患者，可先用夹板将其扭伤的关节固定，不要随意走动，也不要对扭伤部位进行按摩、扭转和牵拉，以免进一步加重关节的损伤。

(2)对扭伤的关节处可用冰块或冷毛巾覆盖，或将患处放入冷水中浸泡 15～30 min。这样有利于消除患处的疼痛、肿胀和肌肉痉挛。对于冷敷，如果实在找不到冰块，可以立即用大拇指压迫脚踝外侧，这样即使皮下血管破裂，由于压住了破裂处，也不会导致严重的出血肿胀。

(3)若去往医院的路途较远，可用弹性绷带对患者的扭伤部位进行包扎，这样可以避免扭伤部位发生内出血。但不要包扎得过紧,以免影响肢体的血液循环。

3. 腰扭伤

立即让伤员平卧在硬板床上休息,以减轻伤痛和肌肉痉挛。在急救现场如无硬板床,则可直接平卧在地上,再设法找到门板、宽木板等,将伤员水平搬上,腰部两侧塞垫衣物固定使腰部制动,然后转送医院接受治疗。

五、注意事项

(1)救护措施在受伤 30 min 内进行,可以明显减轻患者的伤痛。

(2)出现关节扭伤时,不要盲目地使用活血化瘀的药物涂抹伤处,这样可能影响后续的伤势恢复。

(3)紧急处理后,要及时去往医院进行检查和治疗。

项目六
电气安全技术

知识目标

1. 掌握企业常用的电气安全管理的主要内容和技术措施。
2. 熟悉电气事故产生的原因、防范对策和急救方法。
3. 了解静电危害及防静电措施、雷电危害及防雷措施。

能力目标

1. 会查阅安全用电标准和安全用电相关资料。
2. 会按照设备标准操作规程操作,严格按照仪器仪表设施的安全使用注意事项执行。
3. 会防静电、防雷。

思政目标

1. 能理解企业安全用电的重要性,增强安全用电技能,领悟工匠精神内涵。
2. 能根据触电情况选择正确的急救方法进行急救,增强职业素养。
3. 能增强安全用电的意识和认识,避免各类电气事故的发生,增强自我保护意识。

引文

随着社会发展、人民生活水平的提高,电能在工业、农业、国防、科技和人民生活中,愈来愈广泛地应用,它既能大大地提高劳动生产率、改善劳动条件,又能提高人们的物质生活和文化生活水平。但用电不当,也会引发各种各样的触电事故,其中严重的事故将伴随生命危险和重大经济损失。

企业电力生产的劳动环境具有几个明显的特点:一是电气设备多;二是高温高压设备多;三是易燃易爆物品多;四是高速旋转机械多;五是特种作业多。这些特点表明,电力生产的劳动条件和环境相当复杂,本身就潜伏着许多不安定因素,极具潜在的危险性,对职工的人身安全构成威胁。因此,用电安全稍有疏忽,潜伏的不安全因素随时会转变为不安全事实,变为现实的人身触电事故。这就要求我们必须从保障职工的人身安全和身体健康、保障职工切身利益的高度,进一步认识用电安全的重要意义。

任务一　电气安全管理技术

知识平台

医药化工企业常见的电气设备有电机、断路器、仪器仪表、通信设备、控制设备、反应设备等。电气安全管理是以电气安全为目的,对安全生产工作进行有预见性的管辖和控制。加强电气安全管理,对个人、企业和社会都有着重要的意义。如果缺乏必要的电气安全知识,极易发生电气安全事故,如触电、电气火灾和爆炸等。

一、企业常用的电气设备、电气装置和电气作业

1. 电气设备

企业常见的电气设备有各类反应装置、运行设备、手持电动工具、照明工具和电焊机等,如图 6-1 所示。

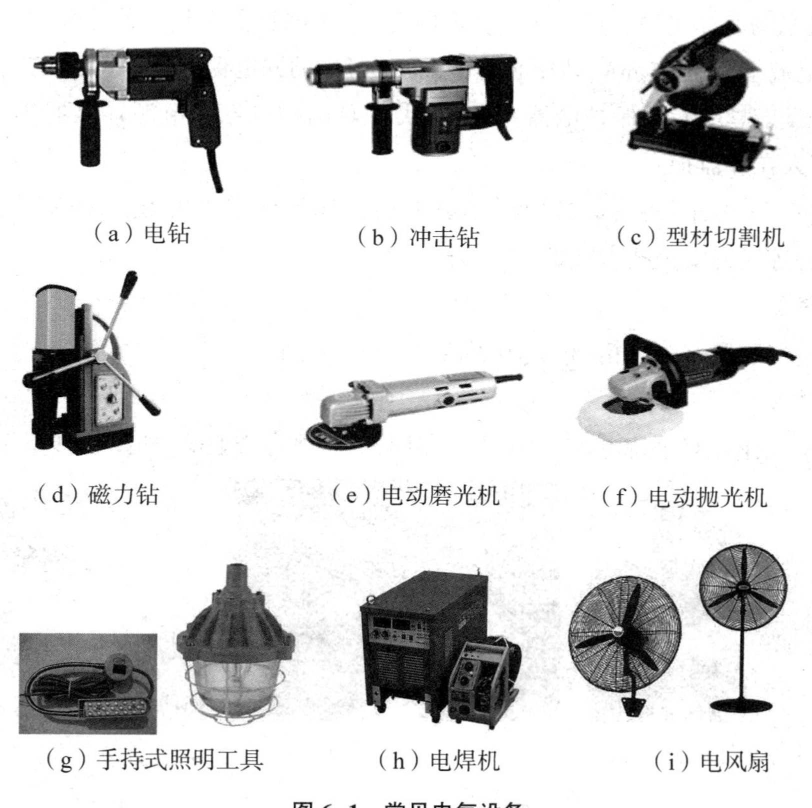

（a）电钻　（b）冲击钻　（c）型材切割机

（d）磁力钻　（e）电动磨光机　（f）电动抛光机

（g）手持式照明工具　（h）电焊机　（i）电风扇

图 6-1　常见电气设备

使用电气设备应该注意如下事项：

（1）一般场所，为保证使用安全，应选Ⅱ类工具；若选Ⅰ类，除应正确进行接地或接零外，还应采取防护措施，如使用绝缘工具（手套、鞋、塑料平台等），同时安装漏电保护装置。

▶▶知识链接

电气设备的防护类别（GB/T 3787—2017）

Ⅰ类：不仅依靠基本绝缘、双重绝缘或加强绝缘，而且还包含一个附加安全措施，即把易触及的导电零件与设施中固定布线的保护接地导线连接起来，使易触及的导电零件在基本绝缘损坏时不能变成带电体。

Ⅱ类：不仅依靠基本绝缘，而且依靠提供的附加的安全措施，例如双重绝缘或加强绝缘，没有保护接地措施也不依赖安装条件。

Ⅲ类：依靠安全特低电压供电。工具内不产生高于安全特低电压的电压。

（2）在潮湿场所或金属构架上等导电良好的作业场所，必须使用Ⅱ类或Ⅲ类工具。若选Ⅰ类，必须装设额定漏电动作电流不大于 30 mA、动作时间不大于 0.1 s 的漏电保护电器。同时，使用人员必须正确穿戴绝缘防护用品（绝缘手套、绝缘鞋），必要时铺设绝缘垫。

（3）在狭窄场所如锅炉、金属容器、管道内等，应使用Ⅲ类工具。若选Ⅱ类，必须装设额定漏电动作电流不大于 15 mA、动作时间不大于 0.1 s 的漏电保护电器。Ⅲ类工具的安全隔离变压器，Ⅱ类工具的漏电保护电器及Ⅱ、Ⅲ类工具的控制箱和电源连接器等必须放在外面，同时应有人在外监护。

（4）在特殊环境如湿热、雨雪以及存在爆炸性或腐蚀性气体的场所，使用的工具必须符合相应的防护等级的安全技术要求。

2. 电气装置

常见的电气装置有配电箱（柜）、电焊线、插线板、插座等。

3. 电气作业

常见的电气作业有手持电动工具、手持照明工具、电焊作业等，如图 6-2 所示。

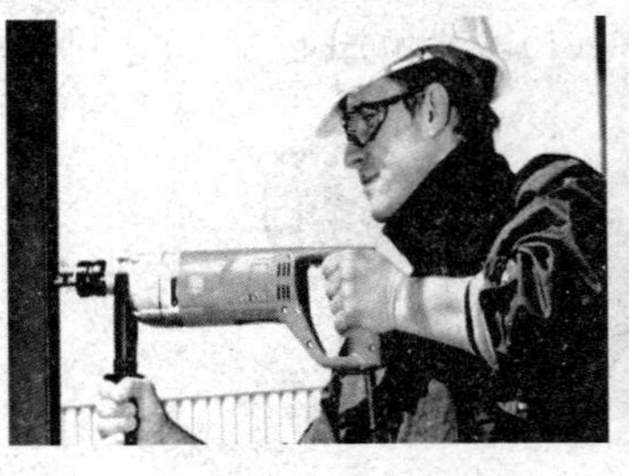

（a）手持电动工具

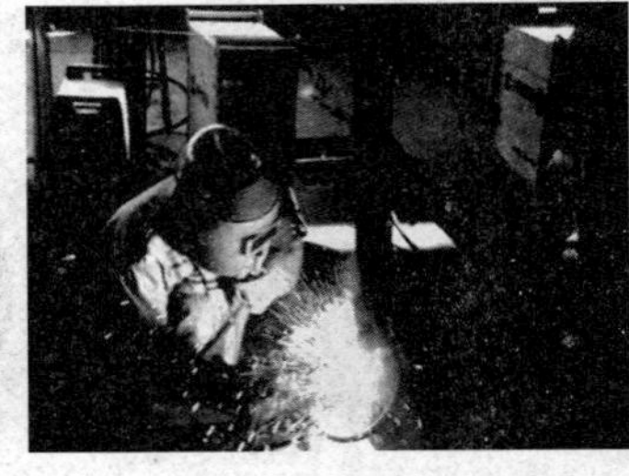

（b）电焊作业

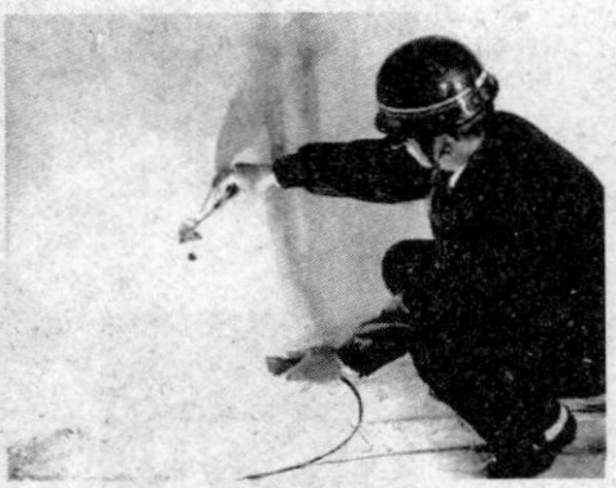

（c）手持照明工具

图 6-2 常见电气作业

实际生产中，焊钳线缠绕颈部进行的危险作业、焊钳用完之后夹在腋窝处的危险作业、焊线插头裸露后使用非绝缘材料保护的做法、接地线搭接不正确的做法等极易导致人体接触触电，或者产生火花引起火灾，因此，电气装置使用前务必进行检查和维护。

电气装置的检查和维护应该由专业的且有一定实践经验的电工作业人员执行。电工作业人员应经安全技术培训，考核合格、取得相应的资格证书后，才能从事电工作业，禁止非电工作业人员从事任何电工作业。电工作业人员在进行电工作业时应按规定使用经定期检查或试验合格的电工用个体防护用品。当进行现场电气工作时，应由熟悉该工作和对现场有足够了解的电工作业人员来执行，并采取安全技术措施。当非电工作业人员有必要参加接近电气装置的辅助性工作时，应由电工作业人员先介绍现场情况和电气安全知识、要求，并由专人负责监护，监护人不能兼做其他工作。电气装置应由专人负责管理、定期进行安全检验或试验，禁止安全性能不合格的电气装置投入使用。电气装置如果不能修复或修复后达不到规定的安全技术性能时应予以报废。长期放置不用的或新使用的用电设备、用电器应经过安全检查或试验后才能投入使用。当电气装置拆除时，应对其电源连接部位作妥善处理，不应留有任何可能带电的外露可导电部分。

案例分析

南京某公司触电事故

2020 年 1 月 2 日 11 时 40 分许，南京某金属制造科技有限公司发生一起触电事故，造成 1 人死亡，直接经济损失约 133 万元人民币。事故发生后，当地事故调查组进行了详细的事故调查，最后认定企业电工未履行电工职责导致他人死亡。

事故原因分析：该公司机修辅助工朱某某未按照该公司《机械维修工操作规程》第四条“检修机械设备必须先办理停电手续，并在操作开关上挂上警告牌，同时设备机旁按盒的现场开关打到检修位置；检修结束后及时办理送电手续，并通知有关人员”要求进行操作。该事故违反维修管理规定，在对重力浇铸机两根模具导热棒电气接线进行检查时，触碰到从电气控制柜引出的电源接线带电裸露接头部位，导致触电。

电气装置的检查、维护以及修理应根据实际需要采取全部停电、部分停电和不停电三种方式，并应采取相应的安全技术和组织措施。不停电工作时应在电气装置及工作区域挂设警告标志或标示牌。全部停电和部分停电工作应严格执行停送电制度，将各个可能来电方面的电源全部断开（应具有明显的断开点），对可能有残留电荷的部位进行放电，验明确实无电后方可工作。必要时应在电源断开处挂设标示牌和在工作侧各相上挂接保护接地线。严禁约时停送电。当有必要进行带电工作时，应使用电工用个体防护用品，并由专人负责监护。电气工具的日常检查至少包括表 6-1 所示项目。

表 6-1　电气作业工具的日常检查项目

序号	部位	情况
1	外壳、手柄	是否有裂缝和破损
2	保护接地或接零线	连接是否正确、牢固可靠
3	软电缆或软线	是否完好无损
4	插头	是否完整无损
5	开关	是否灵活，有无缺陷、破裂
6	电气保护装置	是否良好
7	机械防护装置	是否良好
8	工具转动部分	是否转动灵活无障碍

二、企业常用电气安全技术标准

从事电气工作的人员为特种作业人员，必须经过专门的安全技术培训和考核，经过考试合格取得政府机构核发的特种作业操作证后，才能独立作业。

电工作业人员要遵守电工作业安全操作规程，坚持维护和检修制度，特别是高压检修工作的安全，必须坚持工作票、工作监护等工作制度。

企业常见的电气安全工作制度有设备巡回检查制度、交接班制度、安全运行分析制度、值班制度、培训制度、缺陷管理制度。

三、触电事故的防护

1. 直接接触触电的防护措施

直接接触触电是指人体触及正常带电导体时，通过人体的电流比较高，危险性较大，可能发生触电事故。常见的防护措施有绝缘、屏护、安全间距、漏电保护、安全电压、电工安全用具等。

(1)绝缘

绝缘是防止人体触及带电体，用绝缘物把带电体封闭起来。常用的绝缘材料有瓷、玻璃、云母、橡胶、木材、胶木、塑料、布、纸和矿物油等。应当注意的是，很多绝缘材料受潮后会丧失绝缘性能或在强电场作用下会遭到破坏，丧失绝缘性能。

(2)屏护

屏护即采用遮栏、护罩、护盖、箱闸等把带电体同外界隔离开来。电器开关的可动部分一般不能使用绝缘，而需要屏护。高压设备不论是否绝缘，均应采取屏护。屏护不直接与带电体接触，根据不同条件可采用绝缘材料，也可以采用金属材料，但是必须满足如下条件：所用材料应有足够的机械强度和阻燃性能，并安装牢固；金属屏护装置应有良好的接地或接零措施；屏护装置上应有明显的警示标志；屏护装置应与带电体保持足够的安全距离。

(3)安全间距

安全间距就是带电体与地面、带电体与其他设备设施、带电体与带电体之间必要的安全距离。在低压工作中，最小检修距离不应小于 0.1 m。

(4)漏电保护

剩余电流保护俗称“漏电保护”。漏电保护就是利用漏电保护装置来防止电气事故的一种安全技术措施。根据我国有关规定，在各类动力配电箱(柜)，有触电危险的低压用电设备、临时用电设备、手持电动工具、危险场所的电气线路中等，必须安装漏电保护器。

需要注意的是，在安装漏电保护装置时，不得拆除或放弃原有的安全防护措施，漏电保护装置只能作为电气安全防护系统中的附加保护措施。

(5)安全电压

安全电压就是不致使人直接致死或致残的电压，从电气安全的角度来说，安全电压与人体电阻有关系。国标《特低电压(ELV)限值》(GB/T 3805—2008)中规定我国的工频安全电压有效值是 42 V、36 V、24 V、12 V 和 6 V。不允许超过的电压值为 50 V。采用安全电压的用电设备必须由特定的电源供电，如独立电源和安全隔离变压器。当电气设备采用了超过 24 V 的安全电压时，必须采取预防直接接触带电体的保护措施。

(6)电工安全用具

电工安全用具主要包括电压和电流指示器、绝缘安全用具、登高安全用具、检修工作中的临时接地线、围栏及各种安全标示牌等。这些用具能够有效防止触电、坠落或者火灾、灼伤等事故的发生。

2. 间接接触触电的防护措施

间接接触触电是指人体与在故障情况下变为带电体的外露可导电部分的接触。保护接地、保护接零是间接接触触电防护措施中最基本的措施。

保护接地，通俗地讲就是将电工设备的金属外壳接地。它可防止在绝缘损坏或意外情况下金属外壳带电时强电流通过人体，以保证人身安全。

(1)保护原理

因接地电阻较小，可将漏电设备的外壳电压限制在安全范围内。人体接触漏电设备接地电阻的分流作用使漏电电流绝大部分从接地电阻通过，从而保证了人体的安全。

(2)保护接地的适用范围

在中性点接地的供电系统中，若电气设备采用接地保护，当发生漏电时，外壳上仍有较高的漏电电压，不能保证人员的安全，如图 6-3 所示。在图 6-4 中采用保护接地之后，当发生人身触电时，由于保护接地电阻的并联，人身触电电压下降。因此，保护接地只适用于不接地电网。不接地电网中，凡可能漏电对人体造成触电的金属部位均应接地保护。

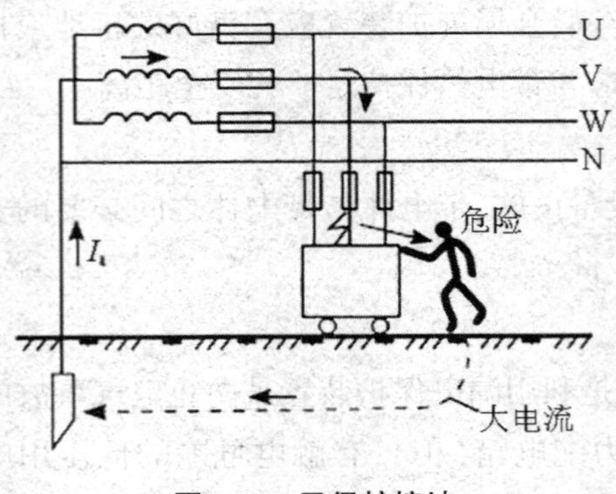

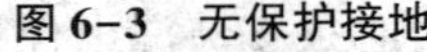
图 6-3 无保护接地

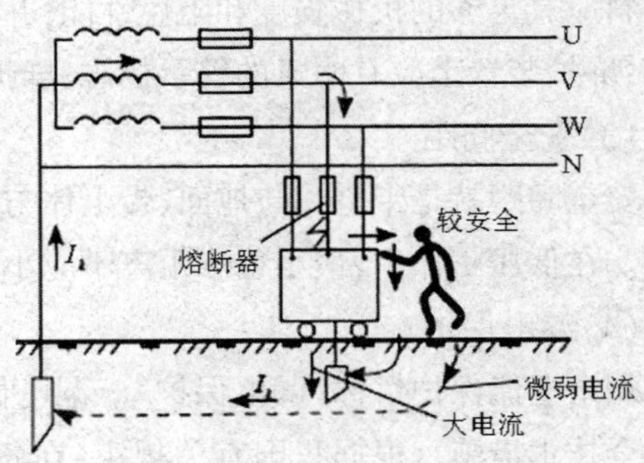

图 6-4 有保护接地

四、企业常用的电气相关安全管理措施

为了达到安全用电的目的,除了对电气设备采取必要的安全技术保障措施外,还应该有完善的安全管理措施,如电气作业安全检查、电气作业安全教育、电气作业安全标志、电气作业操作要求、电气安全"十不准"、临时用电管理等。

1. 严格执行电气作业安全检查

(1)电气安全检查制度。

(2)接地装置的维护与检查。

(3)变压器的现场检查。

(4)继电器的一般性检查。

(5)电压互感器的巡视检查。

(6)电流互感器在运行中的巡视检查。

(7)断路器运行中的巡视检查。

(8)交流接触器的巡视检查。

2. 电气作业安全教育

电工作业人员属于特种作业人员,必须经当地劳动部门进行专业培训且考试合格取证后,持证上岗。

3. 建立健全企业车间岗位的电气安全规章制度和操作规程

严格履行电气安全检查制度和电气安全管理规定。

4. 做好电气安全"十不准"

(1)无证电工不准装拆电气设备。

(2)任何人不准玩弄电气设备和开关。

(3)不准使用绝缘损坏的电气设备。

(4)不准利用电热设备和灯泡取暖。

(5)任何人不准启动挂有警告牌和拔去熔断器的电气设备。

(6)不准用水冲洗揩擦电气设备。

(7)熔丝熔断时不准调换容量不符的熔丝。

(8)不准在埋有电缆的地方未办理任何手续打桩动土。

(9)有人触电应立即切断电源,在未脱离电源前不准直接接触触电者。

(10)雷电时不准接近避雷器和避雷针。

5. 严格做好临时用电安全管理

必须遵守相关规定,并穿戴好劳动防护用品。严禁私自开启动用企业设备及工具,尤其是特种设备。作业过程中需要使用临时电源时,须经相关部门同意,并由设备部门指定的电工负责接线,严禁外来作业人员擅自在开关上乱接乱搭电线。临时用电必须履行“临时用电许可”的审批、变更、期限和分发。超过6个月的用电,不能视为临时用电,必须按照规定执行。

▶▶知识链接

常见的用电违章作业

1. 作业性违章

作业性违章是指在电力工程设计、施工、生产过程中,作业人员违反保证安全的规定、制度及措施的一切不安全行为。如:随意拆卸通电中的电动磨光机防护罩;随意拖拽电源线移位;随意使用非绝缘物如口罩、塑料、废纸等对手持电动工具电源线破损处包扎,通电使用;随意解除运行设备连锁、报警、保护装置等。

2. 装置性违章

装置性违章是指工作现场的装置、设施、环境、安全工器具及安全防护用品不符合要求,不能保证人身和设备安全的一切不安全状态。如:用电安全防护装置不全、有缺陷;用电设备安全标志不全、不清晰;危化品仓库、油漆房使用白炽灯,未安装防爆灯具;电气设备在停电开关关闭后仍通电运转;电气作业安全间距未足,未按照规定设置等。

3. 管理性违章

管理性违章是指从事电力设计、施工、物资、生产工作的各级行政、技术管理人员,不按规定要求制定规程、管理制度和措施并组织实施的行为。如:未制定有关电气运行、检修、维护规程制度;制定的标准低于国家安全用电标准;未执行制定的电气反措、安措计划;电气设备变更后相应的规程、制度、资料未及时更改;擅自更改电气设计,私自更改电气施工标准;谎报、挪用安全预算专款等。

4. 指挥性违章

指挥性违章是指各级领导直至工作票签发人、工作负责人、许可人、设计施工负责人,违反国家及行业技术规程、条例以及保证人身安全的安全组织技术措施等进行劳动组织与指挥的行为。如:安排非电工人员直接从事电气检修作业;现场指挥无证人员进行电气设备操作;组织未经培训或考试不合格人员参加电力生产工作;职权范围内的电气工作计划不拍板、不指挥,等待上级人员拿出工作意见;对各种用电违章行为现场不制止、不考核,要求其尽快结束工作,恢复生产;插手职责范围以外的工作,强令电工不用检修,恢复供电;指挥工人强拆故障电气设备;越权管理,代替专业人员指挥,随意安装电气设备等。

五、触电事故伤害形式

触电分为电击和电伤两种伤害形式。电击是电流通过人体,刺激机体组织,使肌体产生针刺感、压迫感、打击感、痉挛、疼痛、血压异常、昏迷、心律不齐、心室颤动等造成伤害的形式。严重时会破坏人的心脏、肺部、神经系统的正常工作,形成危及生命的伤害。电伤是电流的热效应、化学效应、机械效应等对人体所造成的伤害。伤害多见于机体的外部,往往在机体表面留下伤痕。能够形成电伤的电流通常比较大。电伤的危害程度取决于受伤面积、受伤深度、受伤部位。触电后,电流作用下人体的表现反应如表 6-2 所示。

表 6-2 电流作用下人体的反应

电流/mA	交流电/50 Hz	直流电
0.6~1.5	手指开始感觉发麻	无感觉
2~3	手指感受觉强烈发麻	无感觉
5~7	手指肌肉感觉痉挛	手指感灼热和刺痛
8~10	手指关节与手掌感觉痛,手已难以脱离电源,但尚能摆脱电源	灼热感增加
20~25	手指感觉剧痛,迅速麻痹,不能摆脱电源,呼吸困难	灼热更增,手的肌肉开始痉挛
50~80	呼吸麻痹,心房开始震颤	强烈灼痛,手的肌肉痉挛,呼吸困难
90~100	呼吸麻痹,持续 3 min 或更长时间后,心脏麻痹或心房停止跳动	呼吸麻痹

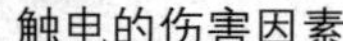
触电的伤害因素

触电事故

六、触电事故急救

发生触电事故，首先要使触电者迅速安全地脱离电源，然后再进行现场救护。现场急救必须遵循先“救”后“送”的原则，即对伤员先进行现场急救，采取必要的救护措施，然后通过各种通信工具向医疗机构求救，或直接送医院进行抢救。

1.脱离低压电源的方法

人触电以后，可能由于痉挛或失去知觉等原因而抓带电体，不能自行摆脱电源，必须使触电者尽快脱离电源。急救方法概括为五字原则：拉、切、挑、拽、垫。

(1)拉闸停电：指就近拉下电源开关、拔出插头或瓷插保险。

(2)切断电线：指用带有绝缘柄的利器切断电源线。

(3)挑开电线：如果导线搭落在触电者身上或压在身下，此时可用干燥的木棒、竹竿等挑开导线，或用干燥的绝缘绳套拉导线或触电者，使之脱离电源。

(4)拖拽离电：救护人可戴上手套或在手上包缠干燥的衣物、围巾、帽子等绝缘物品拖拽触电者，使之脱离电源。

(5)垫板隔断：如果触电者由于痉挛而手指紧握导线或导线缠绕在身上，救护人可先用干燥的木板塞进触电者身下使其与地面绝缘来隔断电源，然后再采取其他措施切断电源。

注意事项：进行触电急救时，还必须防护自己和在场人员误触电及避免加重触电人的外伤。如果有人在高处触电，必须采取防护措施，防止触电人从高处摔下来。

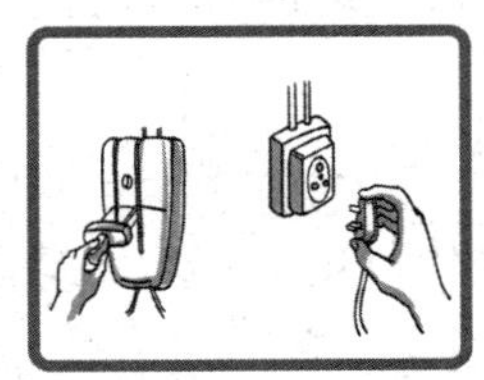

图 6-5　拉闸停电

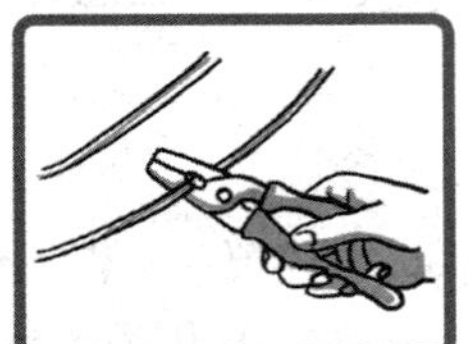

图 6-6　切断电源

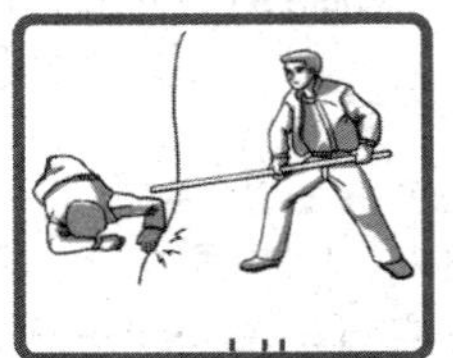

图 6-7　挑开电线

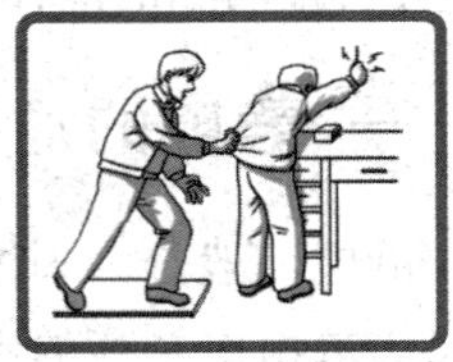

图 6-8　拖拽离电

2.脱离高压电源的方法

(1)电话通知供电部门停电。

(2)用电压等级相应的绝缘用具切断电源。如电源开关离触电现场不远，可戴上绝缘手套，穿上绝缘靴，拉开高压断路器，或用绝缘棒拉开高压跌落式熔断器以切断电源。

(3)向高压线抛掷裸导线。情况十分紧急时，可往 10 kV 架空线路抛裸金属软导线，人为造成线路短路，迫使继电保护装置动作，从而使电源开关跳闸。抛挂前，将短路线的一端先固定在铁塔或接地引下线上，另一端系重物。抛掷短路线时，应注意防止电弧伤人或断线危及人员安全，也要防止重物砸伤人等。

3.现场急救措施

触电者脱离电源后，首先用看、听、试的方法，迅速检查呼吸、心跳、瞳孔，看伤员胸部、腹部有无起伏动作；用耳朵贴近伤员的口鼻处，听有无呼吸声音；测试伤员口鼻处有无气流，再用两手轻轻试一侧喉结旁凹陷处的颈动脉有无搏动。通过看、听、试，对触电者采用不同的急救方法，如表 6-3 所示。

表 6-3　几种不同的急救方法

<table>
<tr><th>序号</th><th>触电者情况</th><th>急救方法</th></tr>
<tr><td>1</td><td>神智还清醒，只是有一些心慌、四肢发麻、全身无力或者曾一度昏迷，但很快恢复知觉</td><td>就地安静地躺下，休息 1～2 h，并注意观察</td></tr>
<tr><td rowspan="2">2</td><td>伤情较严重，无知觉、无呼吸，但心脏有跳动</td><td rowspan="3">应赶快抢救
作心肺复苏</td></tr>
<tr><td>有呼吸，但心跳已停止</td></tr>
<tr><td>3</td><td>伤害很严重，无知觉，心脏跳动、呼吸都停止</td></tr>
</table>

任务二　静电防护技术

由于医药化工企业使用的原料大多具有易燃易爆性，因此，在生产、储存和使用过程中经常会产生和集聚静电电荷。如果这些电荷不能及时排放，积聚到一定程度极易发生静电放电，引燃周围的液体蒸气或悬浮的粉尘，并与空气形成可燃混合物，导致爆炸事故。

一、静电的危害

静电一般分为固体静电、人体静电、粉体静电、液体静电、蒸气和气体静电。静电危害事故是由静电电荷或静电场能量引起的，其危害主要有以下几个方面。

1. 爆炸和火灾事故的点火源

引起火灾和爆炸是静电放电最大的危害。若火花能量达到周围可燃物的最小着火点，而且可燃物在空气中的浓度已经达到爆炸极限，就会立即发生燃烧或爆炸。

2. 对人体及健康造成伤害

皮肤静电干扰可以改变人体体表的正常电位差，影响心肌正常的电生理过程，使病人加重病情。持久的静电还会使血液的碱性升高，导致皮肤瘙痒、色素沉着，影响人的机体生理平衡，干扰人的情绪等。

3. 对产品的产量、质量以及设备、生产环境等的危害

静电可以使生产中的粉体沉积，堵塞管道、筛孔等，造成输送不畅，导致设备破裂。静电放电会导致产品熔融、黏结、变色，甚至分解变质、报废等。

二、静电的预防措施

1. 工艺控制法

工艺控制法指的是在工艺流程、设备结构、材料选择和操作管理等方面采取的防静电措施。其中,限制输送流速或在放料之前使用缓冲器是一个很好的方法。这样可以使积蓄在器壁上的电荷泄入大地,避免将过多的电荷带入储罐。另外,合理安排物料的投入顺序、控制加料的速度、防止喷溅、采取合适的材料消除静电也是实际生产中经常采用的方法。

2. 静电屏蔽法

静电屏蔽,即将屏蔽导体靠近带静电体放置,以减轻静电放电的危险和防止静电感应的作用。

3. 静电泄漏法

所谓泄漏,就是把静电泄掉。静电泄漏法有接地、增湿、加抗静电剂、涂导电涂料等。

4. 静电消除器

静电消除器是有效防止绝缘体带电的设备,分为放射线式、外接电源式、自感应式三种类型。

三、工作中防静电的安全要求

1. 人体接地

在有静电危害的场所应注意着装,穿戴防静电工作服、鞋和手套,不得穿化纤衣服,在人体必须接地的场所应装设金属接地棒消除静电。工作人员应该随时用手接触消电装置,比如门把手。

2. 安全操作

在工作中,禁止穿化纤衣服;不准使用化纤材料的拖布或抹布擦拭物体或地面;尽量不进行类似穿、脱、摩擦等活动。在静电危险的场所,禁止携带与工作无关的金属物品。

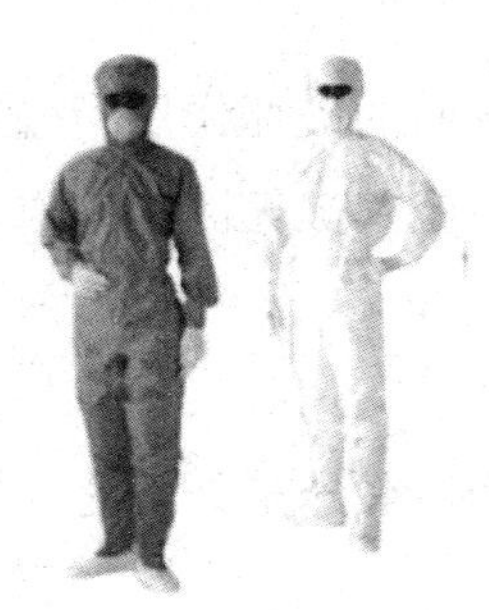

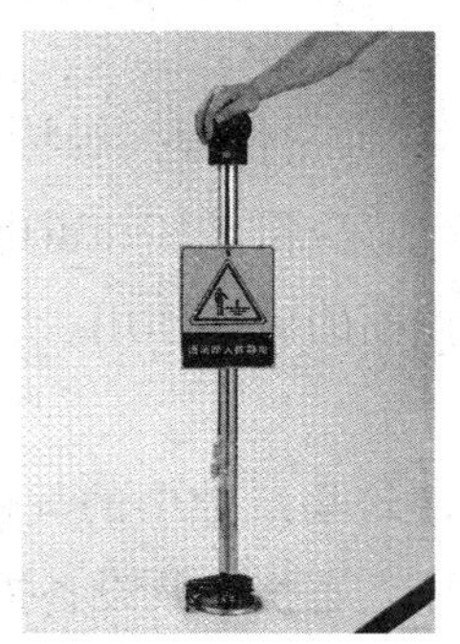

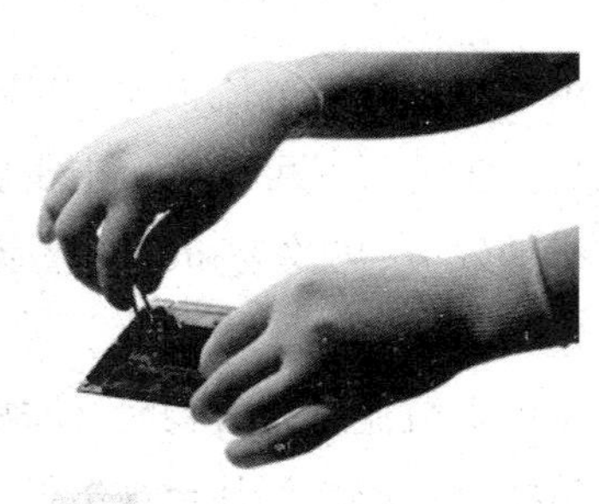

图 6-9　防静电的安全操作

3. 工作场所设计为导电地面

静电危害事故是由静电电荷或静电场能量引起的。静电放电火花会成为可燃物质的点火源,造成爆炸和火灾事故。同时,容易发生静电电击,妨碍生产。因此,在特别潮湿的场所、高温场所、有导电灰尘的场所以及导电地面的场所,应设计防静电装置,如图 6-10 所示。对于容易触及而又无防静电措施的固定式灯具,且其安装高度不足 2.2 m 时,应采用 24 V 安全电压。

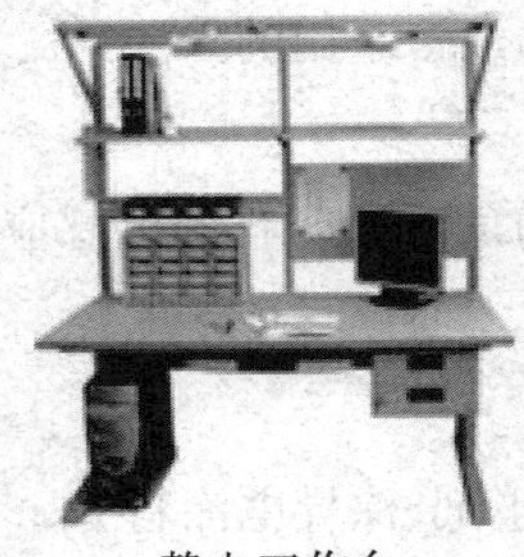
静电工作台

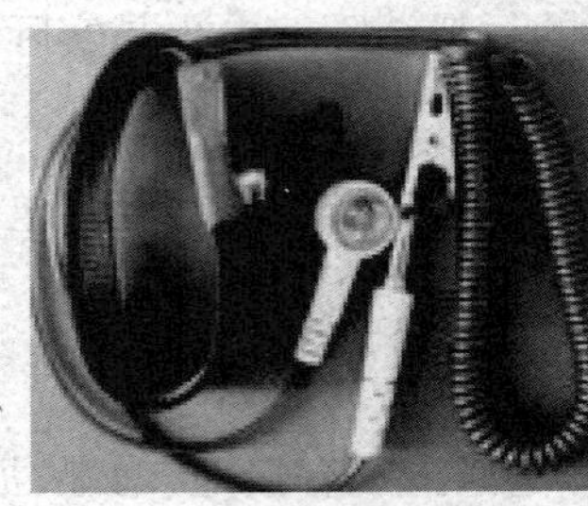
防静电腕带

防静电容器

图 6-10 防静电装置

任务三 雷电防护技术

雷电是一种自然现象,是一部分带电的云层与另一部分带异种电荷的云层,或者是带电的云层与大地之间迅猛的放电过程。这种迅猛的放电过程产生强烈的闪电并伴随巨大的声音。当然,云层之间的放电主要对飞行器有危害,对地面上的建筑物和人畜没有太大的影响。然而,云层对大地的放电则对建筑物、电子电气设备和人畜危害很大。

一、雷电的危害

由于雷电具有电流很大、电压很高、冲击性很强等特点,有多方面的破坏作用,且破坏力很大。按雷电形式可分为直击雷破坏、感应雷破坏和雷电波侵入。就其破坏因素来看,雷电具有机械效应、热效应和电气效应三方面的破坏作用。

1. 机械效应

雷电电流流过建筑物时,使被击建筑物缝隙中的气体剧烈膨胀,水分充分汽化,导致被击建筑物破坏或炸裂甚至被击毁,以致人畜伤亡及设备损坏。

2. 热效应

一是雷击放电产生的高温电弧,可直接引燃邻近的可燃物;二是雷电流通过导体时,在极短的时间内产生大量的热能,可烧断导线,烧坏设备,引起金属熔化、飞溅而造成火灾及停电事故。

3. 电气效应

雷电引起大气过电压,可使电气设备和线路的绝缘损坏。绝缘损坏可毁坏发电机、电力变压器、断路器,引起短路,导致火灾或爆炸事故;绝缘损坏后,可能导致高压窜入低压,在大范围内带来触电的危险;雷电产生闪烁放电,电火花也可能引起火灾或爆炸,二次放电也能造成电击,可导致开关掉闸、线路停电,甚至高压窜入低压;数十至数百千安的雷电流入地下,可能导致接触电压电击和跨步电压的触电事故,造成人身伤亡。

▶▶知识链接

雷电的种类

造成危害的雷电通常有以下四种:直击雷、感应雷、球形雷、雷电侵入波。

1. 直击雷又称直击雷击,一是雷直接击在建筑物上发生热效应作用和电动力作用,容易引起火灾;二是雷电的二次作用,容易引起电子设备的损坏和电气设备绝缘层损坏。直击雷通常一次只能袭击一个小范围的目标。

2. 感应雷也称为雷电感应或感应过电压,分为静电感应雷和电磁感应雷两种。静电感应雷的形成是由于雷云接近地面时,在地面凸出物顶部感应出大量异性电荷。电磁感应雷是指在直击雷放电过程中,强大的脉冲电流对周围的导线或金属物产生电磁感应而出现高电压以致发生闪击的现象,又称为“二次雷”。感应雷虽然没有直击雷猛烈,但其发生的概率比直击雷高得多。

3. 球形雷是一种特殊的雷电现象,简称球雷,一般是橙色或红色,或似红色火焰的发光球体,直径一般为 10~20 cm,最大的直径可达 1 m,时间百分之几秒至几分钟,一般是 3~5 s,有的无声,有的发出“嘶嘶”声,遇到物体或电气设备时会产生燃烧或爆炸,沿孔洞或门窗进入室内,多数沿带电体消失。

4. 雷电侵入波又称为高电位侵入波。由于雷击,在架空线路或金属管道上产生高压冲击波,沿线路或管道的两个方向迅速传播,侵入室内。雷电波侵入的方式包括直击雷、雷云、地网入地。由于雷电流的幅值大且陡度高,具有很强的冲击性,因此其破坏性极大。为了防止雷电侵入造成的危害,可以装设避雷器、过电压保护器等设备来保护电力线路和设备。

二、防雷措施

1. 人体防雷知识

人在遭受雷击时,电流迅速通过人体,可引起呼吸中枢麻痹、心搏骤停,造成不同程度的烧伤,严重者可发生脑组织缺氧而死亡。

打雷时,应注意以下事项:

(1)不能停留在建筑物的楼面上。

(2)不宜使用花洒冲凉。建筑物发生雷击现象时,巨大的雷电流有可能沿着水流击中淋浴者致其死亡。

(3)不要触摸水管、煤气管等金属管道。

(4)不宜靠近建筑物的外墙以及电气设备。

(5)不宜躲在大树底下。如果万不得已需要在大树底下停留,则必须与树身和树枝保持 2 m 以上的距离,并且尽可能下蹲并把双脚靠拢。

(6)不宜进入棚屋、岗亭等低矮建筑物。

(7)不宜在水面或水陆交界处作业。

(8)在室内应关闭门窗。

(9)应停留在离电力线以及跟它们相连接的电气设备 1 m 远的地方。

(10)在开阔地带时,可选择一些高大物体或架空电力线保护的区域,但所处的位置应距电线杆或高大物体 2 m 以上。

2. 安全生产中的防雷措施

(1)为了防止直击雷的伤害,可以装设避雷针、避雷线、避雷网、避雷带。常见的雷电防护装置如图 6-11 所示。

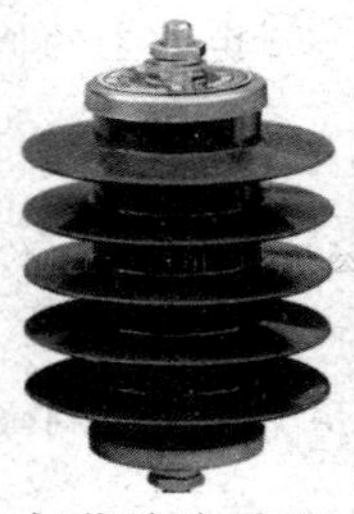
氧化锌防雷器

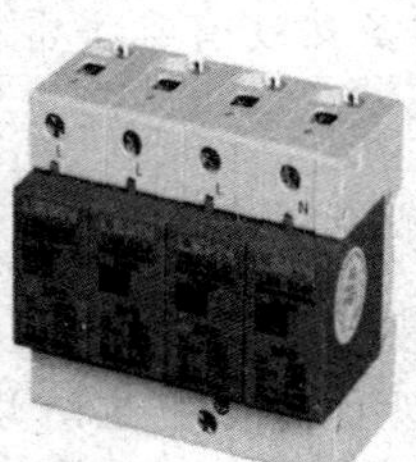
电源防雷器

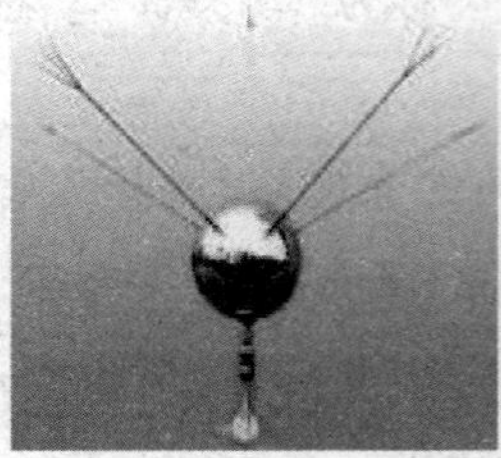
避雷针

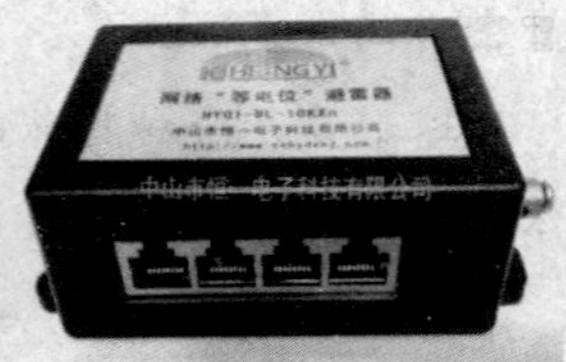
网络信号防雷器

图 6-11　常见的雷电防护装置

(2)为了防止二次放电,必须保证接闪线、接地装置等与邻近导体之间有足够的安全距离。

(3)变配电装置使用阀型避雷器,防止雷电冲击波的危害。

(4)在遇雷雨天气或者作业场所中,有跨步电压触电危险时,可采用单足或并足跳的方法跳离危险区域。

(5)在室外遇雷雨时,要及时躲避。在空旷的野外无处躲避时,应尽量寻找低洼之处,或者立即蹲下。不要使用手机。

任务四　电气防爆

爆炸是物质从一种状态,经过物理或化学变化,突然变成另一种状态,并放出巨大的能量。急剧速度释放的能量,将使周围的物体遭受到猛烈的冲击和破坏。

一、防爆电气设备分类

防爆电气设备按其使用的场所分为两类:

Ⅰ类:煤矿井下用电气设备。

Ⅱ类:工厂用电气设备。石油化工行业的防爆电气设备就属于这一类的防爆。

Ⅱ类电气设备,在本安型和隔爆型两种防爆类型(常用防爆类型如表 6-4 所示)中,按其适用于爆炸性气体混合物的最大试验安全间隙或最小点燃电流比分为 A、B、C 三级。如,丙烷是 A 级,乙烯是 B 级,氢气与乙炔是 C 级。

爆炸性气体环境分为 3 个危险区:

0 区:连续出现或长期出现爆炸性气体混合物的环境。

1 区:在正常运行时可能出现爆炸性气体混合物的环境。

2 区:在非正常运行时可能出现爆炸性气体混合物的环境,或即使出现也仅是短时存在爆炸性气体混合物的环境。

表 6-4　通常应用的各种防爆类型

类型	符号
隔爆型	d
增安型	e
本质安全型 a 类	ia
本质安全型 b 类	ib
正压型	p
充砂型	q
油浸型	o
浇封型	m
无火花型	n

二、温度组别

按防爆电气设备最高表面温度分为 T1～T6 组，如表 6-5 所示。

表 6-5　Ⅱ类电气设备温度组别

温度组别	自燃温度 T/℃	设备允许表面温度/℃
T1	$T \geqslant 450$	450
T2	$450>T \geqslant 300$	300
T3	$300>T \geqslant 200$	200
T4	$200>T \geqslant 135$	135
T5	$135>T \geqslant 100$	100
T6	$100>T \geqslant 85$	85

温度组别中的自燃温度指用户现场环境中易燃易爆混合物点燃的危险温度，设备表面温度是指：防爆电气设备在允许范围内最不利的条件下运行时，暴露于爆炸性混合物的任何表面的任何部分，不可能引起电气设备周围爆炸性混合物爆炸的最高危险温度。如对于隔爆型电气设备是指外壳表面，其他防爆类的电气设备是指可能与爆炸性混合物相接触的表面。

电气火灾爆炸原因

知识链接

防爆标志的含义

ExdIIBT4——“Ex”表示防爆总标志，“d”表示隔爆型，“II”表示工厂用，“B”表示使用环境中的易燃易爆气体为 B 类气体；“T4”表示温度组别。

ExeIIT4——“Ex”表示防爆总标志，“e”表示增安型，“II”表示工厂用，“T4”表示温度组别。通用于 A、B、C 三类气体。

ExdeIIBT4——“Ex”表示防爆总标志；“de”表示主腔为隔爆型，接线腔为增安型，总体为复合型防爆结构；“II”表示工厂用；“B”表示使用环境中的易燃易爆的气体为 B 类气体；“T4”表示温度组别。

三、常见的防爆电气设备

防爆起动器(图 6-12)具有就地控制、远距离控制和自动控制功能。包括手动起动器、电磁起动器、可逆电磁起动器、自耦减压起动器和馈电开关等产品。

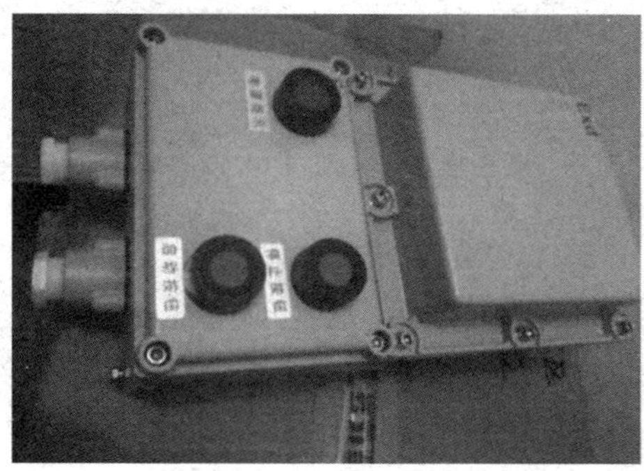

图 6-12　防爆启动器

防爆控制开关(图 6-13)的防爆等级可达ⅡCT6 级别,其防爆外壳壳体通常是采用铸造铝合金压铸而成的复合型结构,也有少数制造厂采用其他材质外壳。包括照明开关、转换开关、行程开关等小型防爆产品。这类产品的特点是体积小、内部元件单一、技术含量较低、结构简单、制作容易。

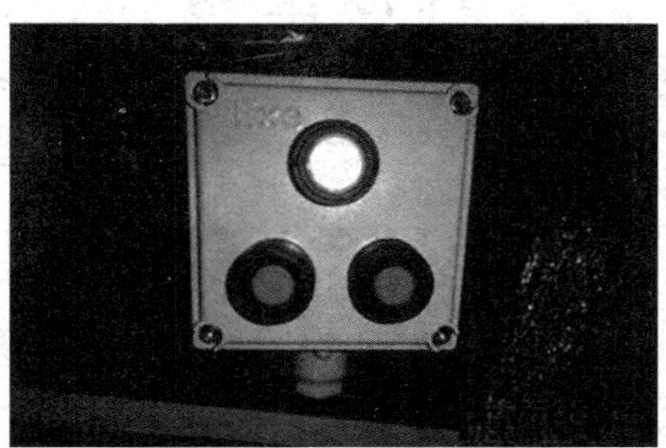

图 6-13　防爆控制开关

含有各种爆炸性气体的场所采用的照明设备,必须选用防爆灯具(图 6-14)。防爆性能以隔爆型为主,可以满足用户在ⅡC 级以下场所的各种照明和显示功能的需要。

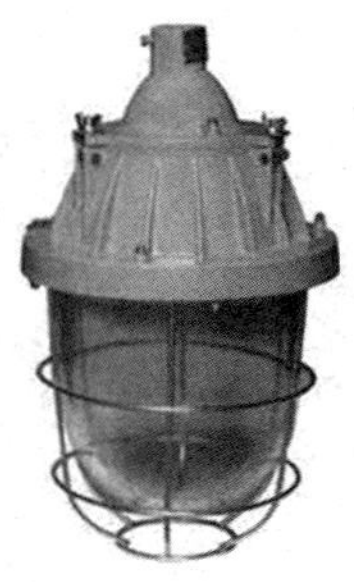

图 6-14　防爆灯具

防爆风扇(图 6-15)主要包括防爆吊扇、防爆排风扇和防爆轴流风机等产品,其结构由防爆电机、防爆接线盒和防爆调速控制器及叶片组成。其额定工作电压一般是 380 V,防爆等级可达ⅡBT4 级。

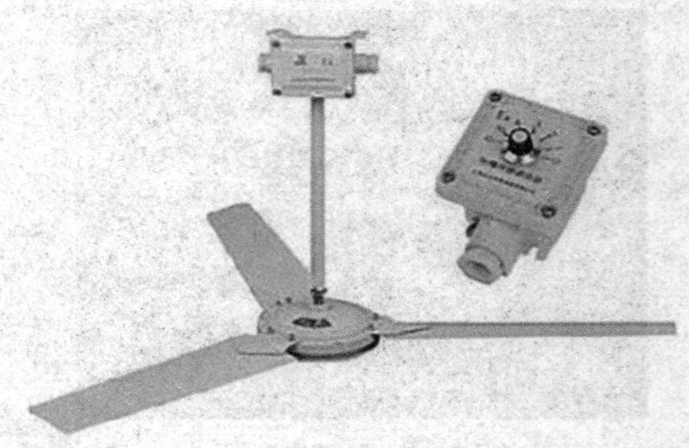

图 6-15　防爆风扇

目标检测

请扫码完成在线检测:

实训项目七　低压触电摆脱方法

一、实训目的

1. 熟悉触电的危害性。

2. 掌握脱离电源(低压触电)的几种常见方法。

二、实训内容

模拟触电现场,选择现场环境、工具,选择合适的脱离电源方法,快速、准确地使触电者脱离电源。

三、实训工具

绝缘杆或干燥木棍,绝缘钳,电线,干燥木板。

四、实训过程

触电是一种常见的事故,可能导致人员伤亡或设备损坏。当触电者遇到电源时,必须采取紧急正确的措施使触电者脱离电源,以确保救援者和触电者的安全。

1. 拉闸断电

事故附近有电源开关或插座时,应立即拉下开关或拔掉电源插头。紧急切断电源,三相电必须是一相一相地单个切断。

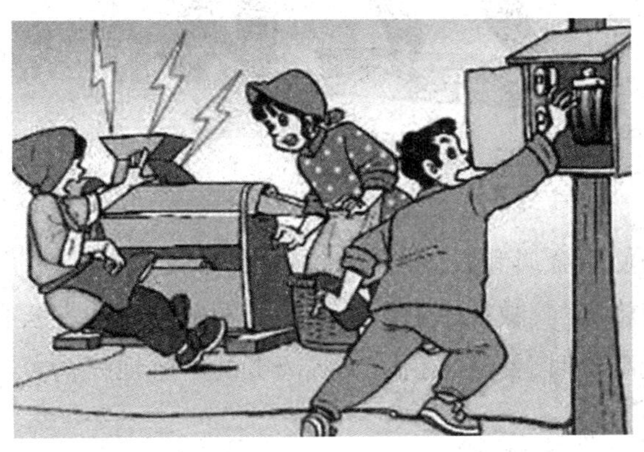

2. 切断导线

若一时找不到断开电源的开关时,应迅速用有绝缘柄的电工钳或有干燥木柄的斧头等工具剪断电线以断开电源,剪断的位置应选择在电源方向的支持物附近。不可剪切双股带电电线,要做到一相一相切断,否则会造成短路。

3. 用绝缘物品脱离电源

电线或带电体搭落在触电者身上或被压在身下时,可设法用干木板塞垫其身下,使触电者与地面隔开,或者用干燥的衣服、手套、绳索、木板、木棍等绝缘物品作为救助工具,挑开电线或拉开触电者,使之脱离电源。

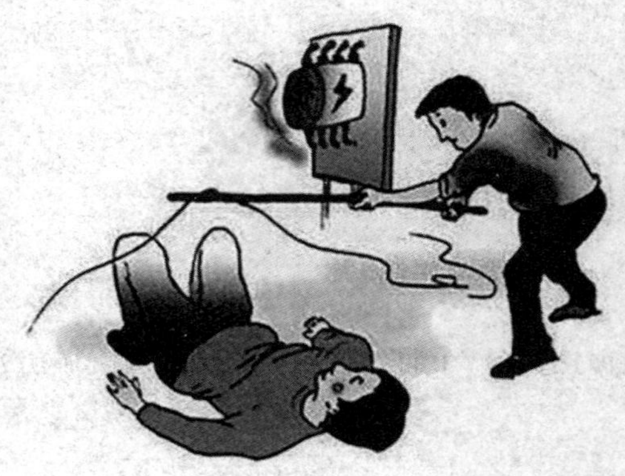

4. 其他方法

如果触电者的衣服是干燥的,又没有紧缠在身上,可以用一只手抓住他的衣服,脱离电源。有时触电人跌倒在潮湿的地方,救护人员要穿上胶底鞋或站在干燥的木板上进行救护。

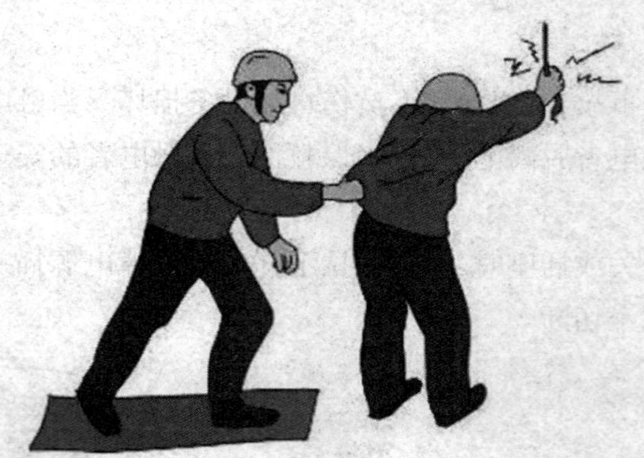

五、注意事项

(1)救护人员不得使用金属和其他潮湿的物品作为救护工具。

(2)未采取绝缘措施之前,救护人员不得直接接触触电者的皮肤和潮湿的衣服。

(3)当触电者处于高位时,要注意预防其脱离电源后坠地摔伤。

实训项目八　触电后的现场急救

一、实训目的

1. 了解触电程度分类。
2. 熟悉触电后的症状。
3. 掌握触电现场的诊断方法，能够正确进行急救。

二、实训内容

1. 现场评估。
2. 判断意识、心跳、呼吸。
3. 按照技术要求进行心肺复苏。

三、实训工具

心肺复苏模拟人。

四、心肺复苏过程

1. 评估现场环境安全

2. 判断被救护人员情况

立即用双手拍被救护人员双肩，大声呼喊："先生（女士）！你怎么了？"若无反应，判断为意识丧失。俯身观察胸腹部有无呼吸起伏，若无反应，则为心搏骤停。使患者仰卧在坚固的平（地）面上，将双上肢置于身体两侧，保持身体平直、无扭曲。解开伤者衣领、领带以及拉链。

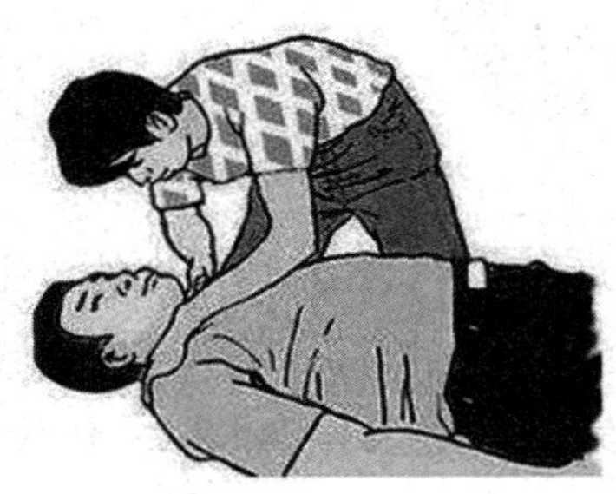

3. 呼救

呼喊附近人员过来帮忙，拨打急救电话，寻找除颤仪。

4. 现场心肺复苏(C-A-B)

C:胸外按压(compression)

救护人员位于患者的右侧,救护人员的两肩位于伤员正上方,两臂伸直,肘关节固定不屈,两手掌根相叠,手指翘起,以掌根垂直用力按压胸骨中下 1/3(两乳头连线的中点)处。每次按压深度 5~6 cm,以 100~120 次/min 的按压频率连续按压 30 次,保证每次按压后胸廓完全恢复原状。

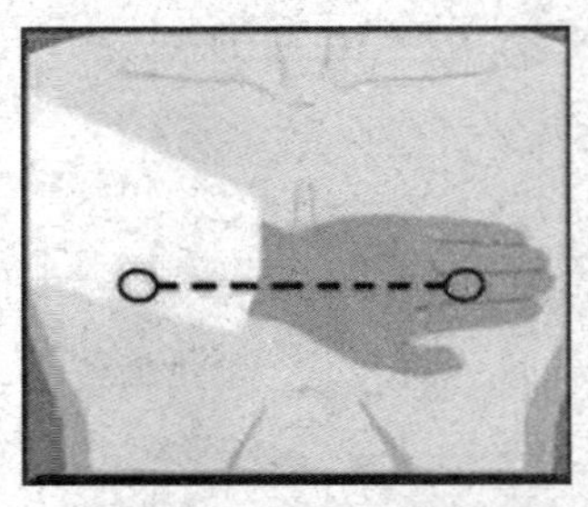

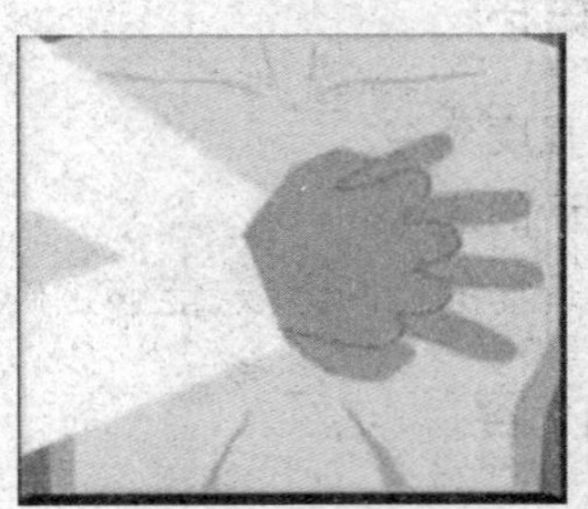

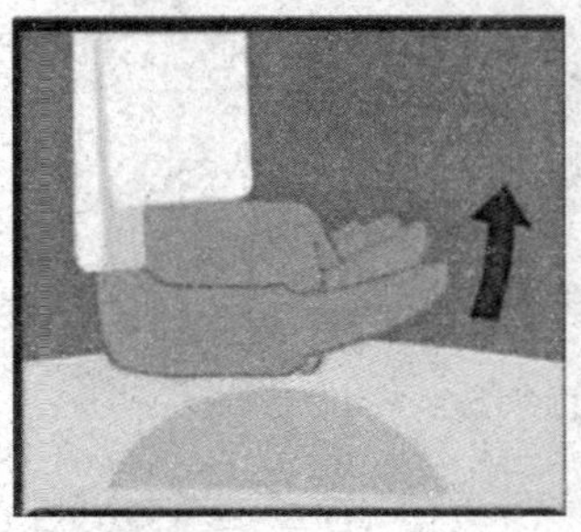

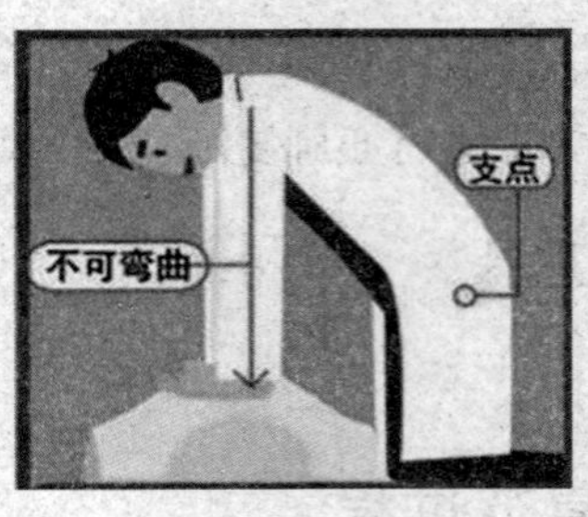

A:开放气道(airway)

首先要清理口腔,用指套或指缠纱布清除口腔中的液体分泌物;清除固体时一手按压开下颌,另一手食指将固体异物钩出。然后,施救人员左手按在伤者的前额,用手掌将额头下压,另一手的掌心放在伤者的下颌骨处,抬起下颌。

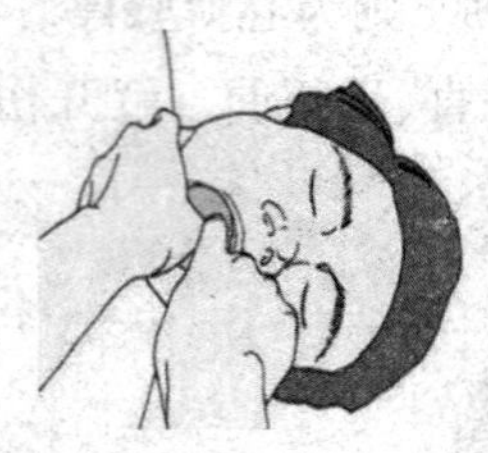

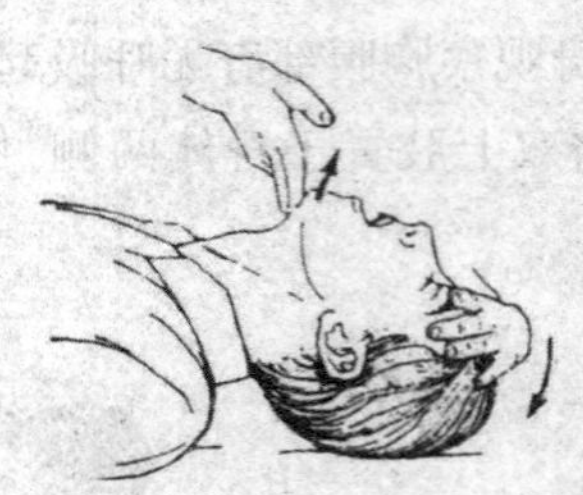

B:人工呼吸(breathing)

捏住患者的鼻子,深吸一口气,屏气,用口唇严密地包住患者的口唇不要漏气,将气体吹到患者的口腔至肺部,要确实看到他的胸部有随着你的吹气而起伏,每次吹气持续 2 s,然后把手和嘴移开,让病人自己完成呼气动作,频率约 10~12 次/min。按压与通气比成人为 30 :2。

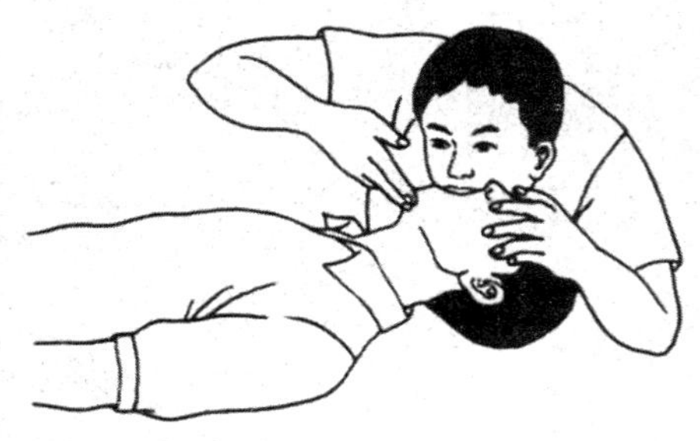

5. 再次评估自主心跳及呼吸

按照 30 次胸外按压,2 次人工呼吸,30 : 2 的频率进行 5 个循环,约 2 min 后进行评估,通过触摸颈动脉搏动,看、听、感觉呼吸的方法,判定自主心跳及呼吸是否恢复,评估在 10 s 内完成。

五、注意事项

(1)上述心肺复苏操作为成年人的急救方法。

(2)胸外心脏按压术只能在患(伤)者心脏停止跳动的情况下才能施行。

(3)胸外心脏按压的位置必须准确,不准确容易损伤其他脏器。按压的力度要适宜,过大过猛容易使胸骨骨折,引起气胸、血胸;按压的力度过轻,胸腔压力小,不足以推动血液循环。

(4)施行心肺复苏术时应将患(伤)者的衣扣及裤带解松,以免引起内脏损伤。

(5)心肺复苏成功的指标有:昏迷变浅,出现各种反射;身体出现无意识的挣扎动作;自主呼吸逐渐恢复;出现规律性颈动脉搏动;面色、口唇红润等。

(6)心肺复苏终止的指标有:患者恢复自主呼吸和心跳;确定病人已经死亡;心肺复苏 30 min 以上患者仍无呼吸、无脉搏、瞳孔无收缩。

(7)对溺水者采取心肺复苏时,采取头低俯卧位行体位引流,迅速清除口鼻腔中污水、污物、分泌物及其他异物,拍打背部促使气道液体排出,保持气道通畅;随后先进行 5 次人工呼吸,再进入上述心肺复苏步骤。

项目七
环境安全

知识目标

1. 掌握药厂“三废”防治措施、废水的活性污泥法和生物膜法的原理与基本方法。

2. 熟悉废水、废气和废渣的一般处理法。

3. 了解环保的意义、EHS管理体系。

能力目标

1. 能够按照岗位标准操作规程组织“三废”处理。

2. 能够运用创新思维对三废处理技术进行改进。

思政目标

1. 能够遵守国家和地方政府的环保法规，强化可持续发展理念，增强环保意识。

2. 能够优化生产工艺与提高三废利用率，降低能源消耗和污染物产生，增强绿色生产意识。

3. 能了解三废处理的新技术、新方法，规范操作，提高自身创新意识，推动产业升级。

案例分析

伦敦烟雾事件

1952年12月5日开始，英国全境几乎为浓雾所覆盖，许多人感到呼吸困难、眼睛刺痛，有哮喘、咳嗽等呼吸道症状的病人明显增多，4天中死亡人数较常年同期多约4 000人。45岁以上死亡的最多，约为平时的3倍，1岁以下死亡的，约为平时的2倍。事件发生的一周中，因支气管炎死亡的人数是事件前一周同类人数的93倍。

讨论：1. 是什么原因导致环境污染？

2. 如何防治污染、保护环境？

任务一　环境保护概述

知识平台

建设美丽中国是全面建设社会主义现代化国家的重要目标,是实现中华民族伟大复兴中国梦的重要内容。当前,我国经济社会发展已进入加快绿色化、低碳化的高质量发展阶段,生态文明建设仍处于压力叠加、负重前行的关键期,生态环境保护结构性、根源性、趋势性压力尚未根本缓解,经济社会发展绿色转型内生动力不足,生态环境质量稳中向好的基础还不牢固,部分区域生态系统退化趋势尚未根本扭转,美丽中国建设任务依然艰巨。

环境保护是指人类为解决现实的或潜在的环境问题,协调人类与环境的关系,保障经济社会的持续发展而采取的各种行动的总称。制药企业在生产过程中,会产生各种废水、废气、废渣等污染物,对环境造成一定影响。根据《中华人民共和国环境保护法》的规定,环境保护主要包括保护自然环境和防治污染,即运用现代环境科学的理论、方法,在更好地利用资源的同时深入认识、掌握污染和破坏环境的根源与危害,有计划地保护环境,恢复生态,促进人类与环境协调发展。制药企业需遵循国家相关法规,建立和完善环保管理制度。

一、制药“三废”的特点

由于制药企业使用的原辅材料多、工艺路线长、反应复杂,药厂排出的“三废”,往往具有毒性、刺激性、腐蚀性等特点;还具有数量少、成分复杂、综合利用率低、种类多、变动性大、间歇排放、化学需氧量(COD)高、pH 变化大等特点。

二、我国防治“三废”的方针政策

保护环境、消除污染是我国的一项基本国策,是国民经济、社会发展的重要战略方针。国家先后颁布了《环境保护法》《水污染防治法》《大气污染防治法》《固体废物污染环境防治法》《海洋环境保护法》以及与各种法规相配套的行政、经济政策和环境标准。这一系列政策方针都要求制药厂在生产过程中严格遵循环保法规,实现绿色可持续发展。

三、防治污染的主要措施

1. 研究少污染或无污染的生产工艺

以无毒、低毒的原辅材料代替有毒、剧毒的原辅材料;改进操作方法,调整不合理配料比,采用立体定向合成、固相酶技术、相转移催化反应等新技术,调整化学反应的先后次序。

2. 循环使用与无害化工艺

反应母液中常含有一定数量的未反应原料和反应副产物，在某些药物合成中常可循环使用或经适当处理后使用，既减少了“三废”，也降低了原辅料的消耗。

3. 回收利用与资源化

回收利用采用的方法有蒸馏、结晶、萃取、吸收、吸附等。直接回收有困难的，可先进行化学反应处理（如氧化、还原、中和等），然后再回收利用。

4. 加强设备管理

设备选择妥当与否与“三废”的数量和浓度有很大的关系。如采用直接水冷凝器来冷凝蒸汽喷射泵的排气及有机物蒸气，会产生大量低浓度废水。若改用表面冷凝器，废水数量可大大减少。重视并认真解决“跑、冒、滴、漏”以减少“三废”的来源。

▶▶知识链接

EHS 管理体系

EHS 是环境、健康、安全的简称（environment，health，safety），是环境管理体系（EMS）和职业健康安全管理体系（OHSMS）两体系的整合。EHS 管理体系的工作核心是“以人为本”，特别是制药企业产品的特殊性质，赋予了制药企业 EHS 工作更多的社会责任。持续改进是建立 EHS 管理体系的原则。采用 PDCA 模式，即计划（plan）、实施（do）、检查（check）、处理（action）实现动态循环，如图 7-1 所示。通过持续改进，使体系得到不断完善。同时该体系要求企业对 EHS 进行例行审核和评审，以确保其适应性和有效性。

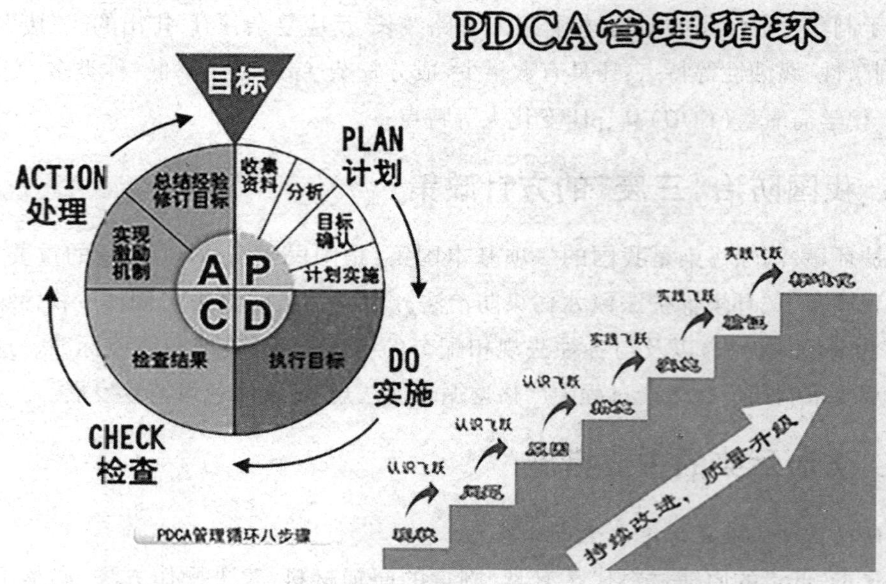

图 7-1 PDCA 管理体系

EHS管理体系的十要素是:①领导承诺、方针目标和职责;②组织机构、职责、资源和文件控制;③风险评价和隐患治理;④承包商和供应商管理;⑤装置(设施)设计和建设;⑥运行和维修;⑦变更管理和应急管理;⑧检查和监督;⑨事故处理和预防;⑩审核、评审和持续改进。"领导承诺、方针目标和责任"在十个要素中起核心和导向作用。风险评价是所有EHS要素的基础,它是一个不间断的过程。全员参与是关键,危害和环境因素识别以及风险和环境影响评估是重要环节,也是首要的步骤。风险评价是依照现有的专业经验、评价标准和准则,对危害分析结果作出判断的过程。

任务二　废水的综合治理

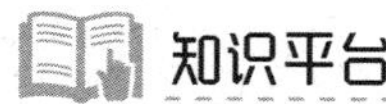

一、基本概念

1. 水质指标

表征废水性质的参数主要包括pH、悬浮物(SS)、生化需氧量(BOD)、化学需氧量(COD)等。

pH:反映废水酸碱性强弱的重要指标,处理后的废水应呈中性或接近中性。

悬浮物:废水中呈悬浮状态的固体,是反映水中固体物质含量的一个常用指标,可用过滤法测定,单位为$mg \cdot L^{-1}$。

生化需氧量:在一定条件下,微生物氧化分解水中的有机物时所需的溶解氧量,单位为$mg \cdot L^{-1}$。常用BOD_5表示,即在20 ℃的条件下将废水培养5日,单位体积废水中溶解氧的减少量。BOD反映了废水中可被微生物分解的有机物的总量,其值越大,表示水中的有机物越多,水体被污染的程度也就越高。

化学需氧量:一定条件下,用强氧化剂氧化废水中的有机物所消耗的氧量,单位为$mg \cdot L^{-1}$。常用的氧化剂为$K_2Cr_2O_7$或$KMnO_4$,标记为COD_{Cr}或COD_{Mn},不标记时一般默认为COD_{Cr}。COD与BOD均可表征水被污染的程度,但由于COD能够更精确地表示废水中的有机物含量,而且测定时间短,不受水质限制,因此常被用作废水的污染指标。COD和BOD之差表示废水中没有被微生物分解的有机物含量。

2. "清污"分流

"清污"分流是指将清水(如冷却用水、雨水和生活用水等)与废水(如制药生产过程排出的各种废水)分别经过不同的管路或渠道输送、排放或贮留,以利于清水的循环套用和废水的处理。采取清污分流,不仅可以节约大量的清水,而且可大幅度降低废水量,提高废水的浓度,从而大大减轻废水的输送负荷和治理负担。

3. 废水处理级数

一级处理:通常是采用物理方法或简单的化学方法除去水中的漂浮物和部分处于悬浮状态的污染物,以及调节废水的 pH 等。废水经一级处理后一般不能达到国家规定的排放标准,常作为废水的预处理。

二级处理:主要指生化处理法,适用于处理各种有机污染的废水。经生化法处理后,废水中可被微生物分解的有机物一般可去除 90%左右,固体悬浮物可去除 90%~95%。废水经二级处理后水质一般可以达到规定的排放标准。

三级处理:是一种净化要求较高的处理,目的是除去二级处理中未能除去的污染物,包括不能被微生物分解的有机物、可导致水体富营养化的可溶性无机物(如氮、磷等)以及各种病毒、病菌等。废水经三级处理后,可达到地面水和工业用水的水质要求。

二、废水来源及污染控制指标

1. 废水来源

一般是废母液,反应罐废残液,设备清洗液,洗液,跑、冒、滴、漏的原辅材料,物料事故跑料液,废气吸收液,废渣稀释液,排入下水管道的污水等。

2. 污染控制指标

《污水综合排放标准》按污染物对人体健康的影响程度,将污染物分为两类。

(1)第一类污染物

第一类污染物指能在环境或动植物体内蓄积,对人体健康产生长远不良影响的污染物质,主要包括总汞、烷基汞、总镉、总铬、六价铬、总砷、总铅、总镍、苯并(a)芘、总铍、总银、总 α 放射性和总 β 放射性等 13 种。

(2)第二类污染物

第二类污染物指长远影响小于第一类污染物的污染物质。在国家污水综合排放标准中规定的有 pH、化学需氧量(COD)、五日生化需氧量(BOD_5)、色度、悬浮物、石油类、挥发酚、总氰化合物、硫化物、氟化物、硝基苯类等。

三、废水治理的基本方法

废水的处理和利用方法有很多,按作用原理一般可分为物理法、化学法、生化法和物理化学法。

物理法常用于废水的一级处理,是不改变废水的化学性质,利用物理作用将废水中呈悬浮状态的污染物分离出来,常用的物理法有沉降、气浮、过滤、离心、蒸发、浓缩等,常用于废水的一级处理。

化学法是利用化学反应来分离、回收废水中各种形态的污染物，如混凝、中和、氧化还原等。一般用于有毒、有害废水的处理，使废水达到不影响生化处理的条件。

生化法是利用微生物的代谢作用，使废水中呈溶解和胶体状态的有机污染物转化为稳定、无害的物质。生化法是常用的二级处理法，能够去除大部分有机污染物。

物理化学法是综合利用物理和化学作用除去废水中的污染物，主要用来分离废水中的溶解物质，回收有用成分，使废水进一步得到处理。常用的物理化学方法有吸附、离子交换、电渗析、反渗透等。

四、各类废水的处理

1. 含悬浮物或胶体的废水

对于废水中所含的悬浮物质一般可用沉淀、上浮或过滤等方法除去。对于相对密度小于 1 或疏水性悬浮物，可采用气浮法。其原理为利用高度分散的微小气泡作为载体去黏附废水中的悬浮物，使其密度小于水而上浮到水面，从而实现固液分离。也可直接蒸气加热，加入无机盐等，使悬浮物聚集沉淀或上浮分离。对于极小的悬浮物或胶体，则可用混凝法或吸附法处理。

2. 酸碱性废水

含酸浓度高的应尽量考虑回收利用或综合利用。如利用废硫酸作混凝剂，用废磷酸制磷肥等。没有经济价值、含量在 1%以下的酸（或碱）废水，则需经中和处理才能排放。

3. 含无机物废水

溶解于废水中的无机物通常为卤化物、氰化物、硫酸盐以及重金属离子。常用处理方法：稀释法、浓缩结晶法以及各种化学处理法。稀释法主要用于不含有毒物质而又无法综合利用的无机盐溶液；浓缩结晶法适用于浓度较高的无机盐废水的处理，便于回收和利用；化学法主要用于毒性较大的含氰化合物、氟化物和重金属的处理。

例如：如高浓度含氰废水可用高压水解法处理，去除率可达 99.9%。

$$NaCN + 2H_2O \xrightarrow{1\%\sim1.5\%\ NaOH} HCOONa + NH_3$$

4. 含有机物废水

处理含有机物的废水的方法主要有焚烧法和生化法，前者主要用于浓度较高的废水，COD 的去除率可达 99.5%以上，后者适用的浓度则较低，具有处理效率高、运转费用低等优点。此外，对于浓度低、不易被氧化分解的有机废水，可用沉淀、萃取和吸附等方法进行处理。

五、废水的生化处理法

1. 生化处理基本知识

生化处理法是指借助于微生物的生命代谢活动，使废水中的有机污染物得以降解、水质得以净化的处理方法。主要包括好氧生物处理和厌氧生物处理。

(1)基本生化原理

废水中的可溶性有机质被微生物吸收,通过体内的氧化、还原、分解、合成等生化代谢作用,把部分被吸收的有机物转化为营养物质,使微生物生长繁殖;另一部分有机物则被分解为二氧化碳、水等简单无机物,同时释放出生长与活动所需的能量。

(2)生化处理废水的特点

好氧生物法处理有机废水,基本上没有臭气产生,所需的处理时间比较短,在适宜的条件下,有机物的生物去除率一般在80%~90%,有时可达95%以上。因此,好氧生物法已在有机废水处理中得到了广泛应用,活性污泥法、生物滤池、生物转盘等都是常见的好氧生物处理法。好氧生物法的缺点是对于高浓度的有机废水,要供给好氧生物所需的氧气(空气)比较困难,需先用大量的水对废水进行稀释,且在处理过程中要不断地补充水中的溶解氧,从而使处理的成本较高。

厌氧生物法是在无氧条件下,利用厌氧微生物,主要是厌氧菌的作用,来处理废水中的有机物。厌氧生物处理中的受氢体不是游离氧,而是有机物或含氧化合物,如 SO_4^{2-}、NO_3^-、NO_2^- 和 CO_2 等。因此,最终的代谢产物不是简单的 CO_2 和 H_2O,而是一些低分子有机物、CH_4、H_2S 和 NH_4^+ 等。

厌氧生物处理过程中不需要供给氧气(空气),故动力消耗少,设备简单,并能回收一定数量的甲烷气体作为燃料,因而运行费用较低。目前,厌氧生物法主要用于中、高浓度有机废水的处理,也可用于低浓度有机废水的处理。该法的缺点是处理时间较长,处理过程中常有硫化氢或其他一些硫化物生成,硫化氢与铁质接触就会形成黑色的硫化铁,从而使处理后的废水既黑又臭,需要进一步处理。

影响微生物生长的环境因素:①温度:约为-5~85 ℃。在废水处理中,在20~40 ℃时,大多数微生物可以很好地生长繁殖。②pH:大多数微生物在pH 6.5~7.5之间时生长最好。一般霉菌和酵母菌的适宜pH为4~6。③营养物质:主要包括碳、氮、磷、硫以及微量的钾、镁、钙、铁等。生活污水具有以上全部养料,当某些工业废水缺少某些营养元素时,可由生活污水提供,在工业废水中加入适量的生活污水进行均化。④有害物质:大多数重金属(如锌、铜、铬、镉等)离子和某些化合物(如酸、甲醛、氰化物、硫化物等)都有毒性,能抑制其他物质的生物氧化,有些毒物也能被某些微生物分解。

2. 常用的生化处理方法

常见的生化处理方法有活性污泥法、生物膜法、厌氧处理法、氧化塘法以及土地处理法。医药工业常用前三种方法。

(1)活性污泥法

活性污泥法又称曝气法,是利用含大量需氧微生物的活性污泥,在强力通气条件下使污水净化的生物化学法。它在国内外污水处理技术中占据首要地位。

大分子的有机物，先被细菌分泌的胞外酶所作用，分解成为较小分子的化合物，然后摄入菌体内。低分子有机物则可直接被吸收，在微生物细胞内酶的作用下，有机质一部分被同化形成微生物有机体；另一部分转化成二氧化碳、水等简单无机物和释放出能量。污水中需氧微生物对有机质的分解作用如图 7-2 所示。

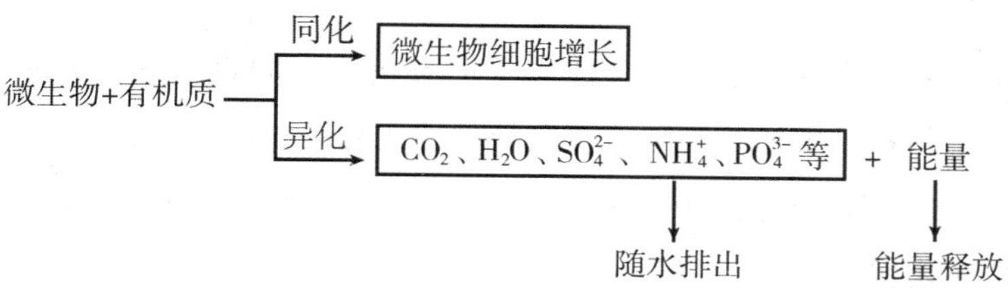

图 7-2　污水中微生物对有机质的分解

活性污泥中每一颗悬浮颗粒絮状体，就是一个活跃的微生物群体，其表面积大，吸附力强。废水进入曝气池与活性污泥接触后，其中有机质可以在 1~30 min 的短时间内被吸附到活性污泥上。基本工艺流程如图 7-3 所示。

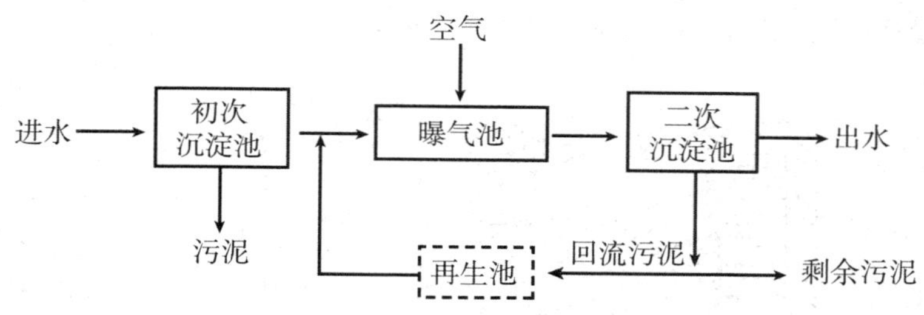

图 7-3　活性污泥法工艺流程

活性污泥法处理系统以其曝气方式不同，可分为普通曝气法、加速曝气法、逐步曝气法、旋流式曝气法、纯氧曝气法、深井曝气法等。其中普通曝气法是最基本的曝气方法，其他方法都是在普通曝气法的基础上逐步发展起来的。我国应用较多的是加速曝气法。

加速曝气法属完全混合型的曝气法，曝气、二沉、污泥回流集中于一池，该池被称为圆形表面曝气沉淀池。充氧设备使用表面曝气叶轮。

▶▶知识链接

深井曝气

深井曝气是以地下深井作为曝气池的一种废水处理技术。深井的纵向被分隔为下降管和上升管两部分，混合液在沿下降管和上升管反复循环的过程中，废水得到处理。深井曝气工艺具有充氧能力强、效率高，耐冲击、负荷性能好，运行管理简单，占地少及污泥产量少等优点，受到全国各行业的关注，已广泛应用于工业废水、城市污水及制药行业废水的处理中。

剩余污泥中含有大量的微生物、未分解的有机物甚至重金属等毒物。剩余污泥处置有下面几种途径：①焚烧，一般采用沸腾炉焚烧，效果好；但投资大，而且耗能量也多。②作建筑材料的掺和物，使用前应先进行无害化处理。③作肥料，污泥含丰富的氮、磷、钾等多种养分，经堆肥发酵或厌氧处理后是良好的有机肥料。④繁殖蚯蚓，蚯蚓可以改进污泥的通气状况以加速有机物的氧化分解，去掉臭味，并杀死大量有害微生物。

(2)生物膜法

生物膜法是依靠生物膜吸附和氧化废水中的有机物并同废水进行物质交换，从而使废水得到净化的另一种好氧生物处理法。根据处理方式与装置的不同，可分为生物滤池法、生物转盘法、生物接触氧化法和流化床生物膜法等。

①生物膜法净化原理

生物膜法净化原理如图 7-4 所示，当附着水的有机质被生物膜吸附并氧化分解时，附着水层的有机质随之降低，而此时运动水层中的浓度相对高，因而发生传质过程，污水中的有机质不断转移进去被微生物分解。开始形成的膜是需氧性的，当膜厚度增加，氧扩散到内部受到限制时，生物膜就分成了两层，外层为好氧层，内层为厌氧层。生物膜是一个复杂的生态系统，存在着有机质、细菌、真菌、原生动物的食物链。

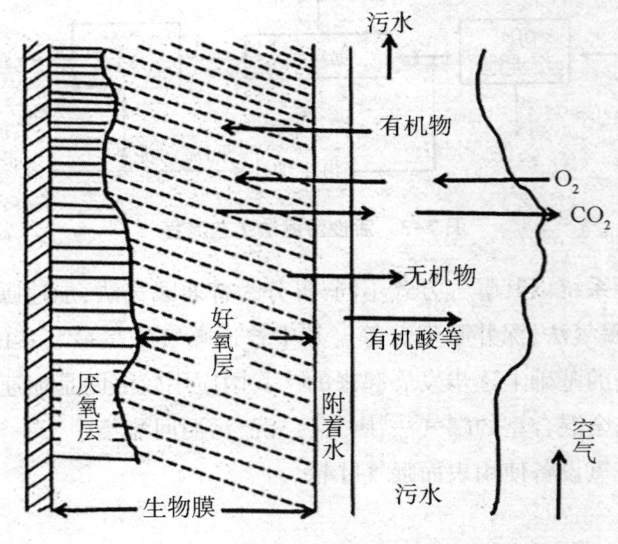

图 7-4　生物膜法净化原理

②生物滤池

塔式生物滤池是后来发展起来的一种新型生物滤池。其特点是占地少，基建费用省，净化效果好。构筑物一般高度在 20 m 以上，径高比为 1∶6~1∶8，形似高塔，通常分为数层，设隔栅以承受滤料。滤料采用煤渣、高炉渣、塑料波纹板、酚醛树脂浸泡过的蜂窝纸及泡沫玻璃块等。多数塔式滤池采用自然通风，较之鼓风更易于在冬天维持塔内水温。

③生物转盘法

生物转盘又称浸没式生物滤池。它是由装配在水平横轴上的间隔很近的一系列大圆盘所组成的。当废水在池中缓慢流动时,圆盘也缓慢转动,盘上很快长了一层生物膜。圆盘一部分浸入水中,生物膜吸附水中的有机物;转出水面时,生物膜又从大气中吸收氧气,从而将有机物分解破坏。如此反复,废水得到净化处理。

④流化床生物膜法

流化床是一种固体颗粒流态化技术。将此技术应用于废水的生化处理,是使生物膜挂在运动着的固体颗粒上以处理废水,称为流化床生物膜法。它是一种新的生化处理技术。

▶▶知识链接

流化床生物膜法

流化床生物膜法的主体结构是一个塔式或柱式反应器,内部装填有一定高度的砂、无烟煤或活性炭,其粒径为 0.5~1.5 mm。微生物以此为载体形成生物膜,构成“生物粒”。污水与空气由反应器底部通入,从而形成了气、液、固三相反应系统。当污水流速达到某一定值时,生物粒子可在反应器内自由运动,此时整个反应器出现流化状态,形成“流化床”。

生物流化床法兼有生物膜法和活性污泥法的优点,具有高浓度生物量、高比表面积、高传质速率等特点,因此对水质、负荷、床温变化的适应性也较强。近年来,生物流化床技术以其效率高、占地少、设备小型化、易于管理等特点,已越来越受到人们的关注。

(3)厌氧处理法

厌氧处理法是在缺氧条件下,利用厌氧性微生物(包括兼氧性微生物)分解污水中有机质的方法。主要产物是以甲烷为主的污泥气(即沼气)。

厌氧发酵过程分为三个阶段:液化阶段,将复杂有机物如纤维素、蛋白质、脂肪等降解为简单有机酸、醇等。产氢产乙酸阶段,将液化阶段产生的或原来已经存在于物料中的简单有机物转化成乙酸、氢气及二氧化碳。引起作用的菌统称为产氢产乙酸细菌。产甲烷阶段,在甲烷菌作用下将乙酸(包括甲酸)、二氧化碳、氢气转化为甲烷。

主要影响因素有:①温度:污水的最适发酵温度,中温型发酵为 20~40 ℃,最佳 37~38 ℃;高温型发酵 53~54 ℃为宜。高温比低温发酵效果好,但操作管理较复杂,故一般采用中温发酵法。②酸碱度:pH 一般维持在 6.5~7.5 为宜。有机酸浓度(以乙酸计)是控制发酵的重要指标,以少于 2 000 $mg \cdot L^{-1}$ 为宜。③菌种:易采用混合菌种,单纯的甲烷细菌接种,效果不佳。

厌氧处理构筑物有传统厌氧消化池(图 7-5)、厌氧接触法和上流式厌氧污泥床等。厌氧接触法是由传统消化池改进开发的一种厌氧处理工艺,可处理含悬浮物质较多的废水,而且具有生产过程比较稳定、耐冲击负荷、操作方便等特点。上流式厌氧污泥床是一种高效处理装置,反应器上部设置的三相分离器,可以截留高浓度、高活力的厌氧污泥。

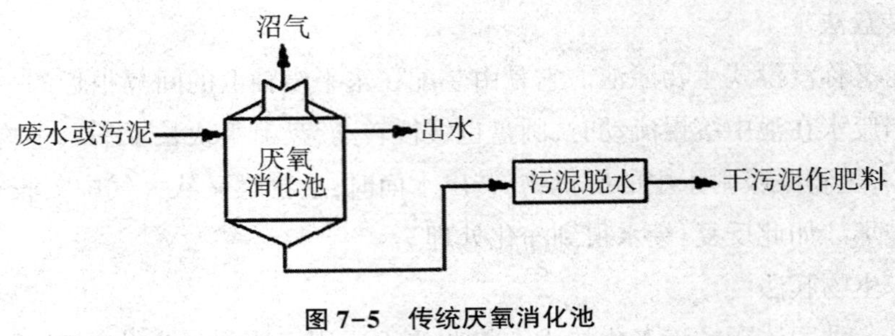

图 7-5　传统厌氧消化池

任务三　废气的综合治理

制药厂排出的废气主要有含悬浮物废气(又称粉尘)、含无机物废气、含有机物废气三类。这些废气具有短时期内排放浓度高、数量大的特点。粉尘的处理实际上是一个气、固两相混合物的分离问题,可利用粉尘质量较大的特点,通过外力的作用将其分离出来;而处理含无机或有机污染物的废气则要根据所含污染物的物理性质和化学性质,通过冷凝、吸收、吸附、燃烧、催化等方法进行无害化处理。

一、含悬浮物废气

药厂排出的含悬浮物废气主要来自原辅材料的粉碎、粉状药品和中间体的干燥以及锅炉燃烧灰尘等。其处理方法主要有机械除尘、洗涤除尘(又称湿式净化)、过滤除尘三种。

1. 机械除尘

机械除尘是利用机械力(重力、惯性力、离心力)将悬浮物从气流中分离出来。设备结构简单,运转费用低,适用于处理含尘浓度高及悬浮物粒度较大[$(5\sim10)\times10^{-6}$ m 以上]的气体。缺点是细小粒子不易除去。为取得好的效果,可采用多级联用的形式,或在其他除尘器使用之前,将机械除尘作为一级除尘使用。

2. 洗涤除尘

用水洗涤含尘废气,使尘粒与液体接触而被捕获,并随水流走。装置气流阻力大,运转费用也大;但是除尘率较高,一般为 80%~95%,高效率的装置可达 99%。排出的洗涤液必须经过净化处理后才能排放,适用于极细尘粒[$(0.1\sim100)\times10^{-6}$ m]的去除。

▶▶知识链接

洗涤除尘应用实例

某化学制药厂用沸腾干燥器干燥氯霉素成品,氯霉素的干燥粉末随气流排出,经两只串连的旋风分离器除去大部分粉末后，再经一只袋滤器滤去粒径细小的粉末。经过上述处理，尚有一些粒径极细的粉末未能被袋滤器捕获，以致从鼓风机口排出的尾气形成一股白烟，这样既损失了产品，又污染了环境。后在鼓风机出口处再安装洗涤除尘器，可将尾气中的悬浮物基本除尽，还可以从洗涤水中回收一些氯霉素。

3. 过滤除尘

过滤除尘是使含尘气体经过过滤材料，把尘粒截留下来。药厂中最常用的是袋式过滤器。在使用一定时间后，滤布的孔隙会被尘粒堵塞，气流阻力增加。因此，需要用专门的机械（如敲打、振动）定期或连续清扫滤布。这类除尘器适用于处理含尘浓度低、尘粒较小[$(0.1\sim20)\times10^{-6}$ m]的气体，除尘率较高，一般为90%～99%，但不适用于温度高、湿度大或腐蚀性强的废气。

二、含无机物废气

制药厂常见的含无机物的废气有氯化氢、二氧化硫、二氧化氮、氯气、氨气、氰化氢等。一般用水或适当的酸性、碱性液体进行吸收处理。如氨气可用水或稀硫酸或废酸水吸收，把它制成氨水或铵盐溶液，可作农肥。氯化氢、溴化氢等可用水吸收成为相应的酸，回收利用，其尾气中残余的酸性气体可用碱液吸收除尽。氰化氢可用水或碱液吸收，然后用氧化、还原及加压水解等方法进行处理。二氧化硫、二氧化氮、硫化氢等酸性气体，一般可用氨水吸收，吸收液根据情况可作农肥或其他综合利用。

三、含有机物废气

1. 冷凝法

用冷却器冷却废气，使其中的有机蒸气凝结成液滴分离。该法适用于浓度高、沸点高的有机物废气。对低浓度的有机物废气，就需冷却至较低的温度，这样需要制冷设备。

2. 吸收法

选用适当的吸收剂，回收利用被吸收了的有机物质。此方法适用于浓度较低或沸点较低的废气。如，一般胺类可用乙二醛水溶液或水吸收，吡啶类可用稀硫酸吸收，醇类和酚类可用水吸收，醛类可用亚硫酸氢钠溶液吸收等，有些有机溶剂（如苯、甲醇、醋酸丁酯等）可用柴油或机油吸收等。

3. 吸附法

将废气通过吸附剂，其中的有机成分被吸附，再经过加热、解析、冷凝可回收有机物。采用的吸附剂有活性炭、氧化铝、褐煤等。各种吸附剂有不同的吸附效果，如活性炭对醇、羧酸、苯、硫醇等类气体均有较强的吸附力，对丙酮等有机溶剂次之，对胺类、醛类吸附力最差。

▶▶知识链接

活性炭吸附处理废气

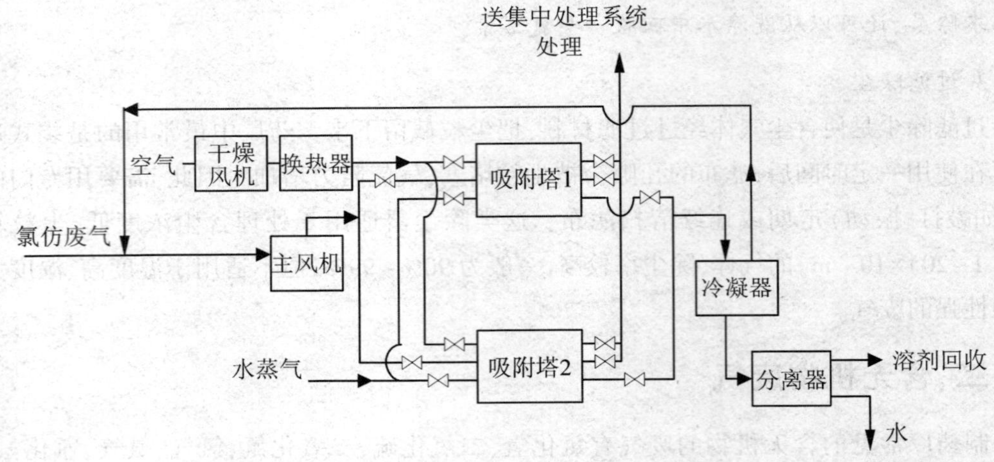

图 7-6 活性炭吸附处理废气流程

4. 燃烧法

若废气中易燃物质浓度较高,可将废气通入焚烧炉中燃烧,燃烧产生的热量可予以利用。燃烧的温度可控制在 800~900 ℃,废气在焚烧炉中的停留时间一般为 0.3~0.5 h。这是一种简便可行的方法。

任务四　废渣的综合治理

常见废渣包括蒸馏残渣、失活催化剂、废活性炭、胶体废渣、反应残渣(如铁泥、锌泥等)、不合格的中间体和产品,以及用沉淀、混凝、生化处理等方法产生的污泥残渣等。

一、一般处理方法

应注意是否含有贵重金属和其他有回收价值的物质,是否有毒性。对于前者,要先回收后再作其他处理;对于后者,则要先除毒后才能进行综合利用。例如,把催化剂套用失活后,可用王水处理生成氯化钯;废活性炭可以考虑再生后利用;铁泥可以制作氧化铁红;锰泥可以作氧化剂等。废渣经回收、除毒后,一般可进行最终处理。

二、废渣的最终处理

有综合利用法、焚烧法、填土法、抛海法等多种方法。

1. 综合利用法

用作本厂或他厂的原辅材料，如氯霉素生产中排出的铝盐可制成氢氧化铝凝胶等。用作饲料或肥料，生物发酵后排出的废渣常含有许多营养物，可根据具体情况用作饲料或农肥。作铺路或建筑材料，如硫酸钙可作优质建筑材料；电石渣除可用于 pH 调节外，也可用作建筑材料。

2. 焚烧法

对于一些暂时无回收价值的可燃性废渣，特别是当用其他方法不能解决或处理不彻底时，焚烧是一个有效的方法。该法可使废物完全氧化成无害物质，COD 的去除率可达 99.5%以上。焚烧法工艺系统占地不大，建造费用也不算高，在国内外被广泛采用。

但要注意以下 4 个问题：①废物的发热量。废物的发热量越高，也就是可燃物的含量越高，则焚烧处理的费用就越低。②焚燃的温度。一般说来，较多有机物的焚燃温度范围在 800~1 100 ℃，通常 800~900 ℃基本可符合要求，若温度过低，则燃烧不完全，排出的烟气和焚烧后废渣中的污染物不能去尽。③烟气的处理。含碳、氢、氧、氮的化合物，经完全焚烧生成无害的二氧化碳、水、氮气等排入大气，一般可不经处理直接排放。含氯、硫、磷、氟等元素的物质燃烧后有氯化氢、二氧化硫、五氧化二磷、氟化氢等有害物质生成，必须进行吸收等处理，至符合排放标准后才能排放。④残渣的处理。残渣含有重金属等有害物质，应设法回收利用或妥善处置，不完全燃烧产生的残渣具有一定的污染性，不能随意抛弃，也须妥善处置。

3. 填土法

将废渣埋入土中，通过长期的微生物分解作用而使其进行生物降解。此法虽比焚燃法更经济些，但常有潜在的危险性，如有机物分解时放出甲烷、氨气及硫化氢等气体以及产生污染地下水的问题。因此，应先将废渣焚燃后再用填土法处理。

除了上述几种方法外，废渣的处理还有湿式氧化法、化学处理法、抛海法等多种。

目标检测

请扫码完成在线检测：

项目八
实验室安全

知识目标

1. 掌握实验室安全管理制度及规定的相关内容。

2. 熟悉实验室应急应变指南的相关内容。

3. 了解实验室运行过程中常见的安全问题。

能力目标

1. 能在实验室发生危险时做好应急应变工作。

2. 能自觉学习实验室安全相关制度，规范操作，符合实验室安全操作要求。

思政目标

1. 培养学生的安全意识、责任意识、环保意识。

2. 培养学生热爱实验室、关心实验室的热情。

案例分析

北京某大学实验室爆炸事故

2018 年 12 月 26 日，北京某大学东校区某环境工程实验室，进行垃圾渗滤液污水处理科研实验期间，现场发生爆炸，事故造成 3 名参与实验的学生死亡。

事故直接原因：在使用搅拌机对镁粉和磷酸进行搅拌、反应过程中，料斗内产生的氢气被搅拌机转轴处金属摩擦、碰撞产生的火花点燃爆炸，继而引发镁粉粉尘云爆炸，爆炸引起周边镁粉和其他可燃物燃烧，造成现场 3 名学生被烧死。

事故根本原因：北京某大学有关人员违规开展实验、冒险作业；违规购买、违法储存危险化学品；对实验室和科研项目安全管理不到位。

近年来高校实验室安全事故频发，而高校实验室中难免要接触易燃、易爆、有毒、有害、有腐蚀性物品，且经常使用水、气、火、电等，潜藏着诸如爆炸、着火、中毒、灼伤、割伤、触电等危险性事故隐患。

任务一　实验室安全管理制度及规定

实验室里经常用到各种易燃易爆的危险化学品、剧毒品、特种设备、病原微生物等，这些材料和设备都易引起实验室安全事故的发生。实验人员没有掌握必要的安全技能，安全理念没有深入人心，也是导致实验室安全事故发生的重要原因。实验室事故的发生常会带来严重的人身损害和财产损失。为了预防事故的发生，应从以下几方面进行管理。

1. 实验室人员的管理

(1)实验室人员必须熟悉所用的化学物质的性质和潜在危险。

(2)实验前应及时检查所用设备的性能、是否存在安全隐患。

(3)工作中碰到疑问应及时请教导师或其他专家，不得盲目操作，不得擅自做主。

(4)不得将食品、饮料等物品带入实验室，食品饮料可存放于休息室，食品类研发不得在合成实验室进行。不得在实验室吸烟、喝酒、聚餐。

(5)进入实验室须穿实验服，佩戴防护镜、防护口罩，接触危险品时必须穿实验服、戴防护镜，穿不露脚趾的满口鞋，长发必须束起。

(6)熟悉逃离路线和紧急疏散方法，清楚灭火器材、紧急淋浴地点的位置。牢记急救电话。

(7)保持实验室可用门和走道畅通，最小化存放于实验室的试剂数量，易燃液体试剂须存放于防爆柜中，未经允许严禁储存剧毒药品。

(8)实验必须在合适的通风柜内进行。

(9)离开实验室前须洗手，不可穿着实验室服装和戴手套进入清洁场所，如餐厅和图书馆等。

(10)试剂溢出应立即清除。如溢出物有剧毒气体挥发，当时无法处理，必须及时疏散人员并封闭现场，立即报告导师和安全部门。

(11)保持实验室干净整洁、无堆积。

(12)做实验期间严禁脱岗。晚上、节假日做某些危险实验的室内应有两人以上，方可实验。

(13)及时按规定处理废弃化学品。

(14)实验室严禁违章使用明火。

(15)不得将家属、小孩及亲友带进化学实验室。

2. 化学品的管理

(1)化学品的容器都要贴上清晰标签，并标明内容及其潜在危险。

(2)对于在储藏过程中不稳定或易形成过氧化物的化学品须特别标记。

(3)通风橱内不得储存化学品。

(4)不兼容的化学品须分类储藏,以防火灾或爆炸。

(5)醚类化合物蒸馏前要检测过氧化合物量,且不能蒸干蒸馏液。

(6)挥发性和毒性物品需要特殊储藏,未经允许实验室不得储存剧毒化学品。

(7)不稳定的化学品分开储藏,标签上标明购买日期。

(8)实验室内不得储存大量易燃溶剂。

知识链接

剧毒化学品

剧毒化学品的定义:具有剧烈急性毒性危害的化学品,包括人工合成的化学品及其混合物和天然毒素,还包括具有急性毒性、易造成公共安全危害的化学品。

剧烈急性毒性判定界限:急性毒性类别1,即满足下列条件之一:大鼠实验,经口 $LD_{50} \leqslant 5$ mg/kg,经皮 $LD_{50} \leqslant 50$ mg/kg,吸入(4h) $LC_{50} \leqslant 100$ mL/m^3(气体)或0.5 mg/L(蒸气)或0.05 mg/L(尘、雾)。经皮 LD_{50} 的实验数据,也可使用兔实验数据。

3. 易燃液体的管理

(1)易燃液体的容器须置于较低的试剂架上。

(2)容器盖保持密闭。

(3)允许在通风柜里使用的易燃液体不得超过5 L。

(4)用加热器加热时必须小心,最好用油浴或水浴,不用明火加热。

(5)不得将腐蚀性化学品、毒性化学品、有机过氧化物、易自燃品和放射性物质保存在一起,特别是漂白剂、硝酸、高氯酸和过氧化氢。

(6)熟悉实验室里灭火器放置位置,能够熟练使用消防器材。

(7)保持最小化处理废弃易燃液体量。

(8)严格遵守物品安全数据清单要求。

4. 压缩气体和气体钢瓶的管理

(1)各种压缩气体钢瓶进厂前必须按照国家标准染色验收,钢瓶上必须标明气体名称及合格证。严禁擅自更改压缩气体钢瓶的钢印和颜色标记。

(2)限制存放在实验室的钢瓶数量和压缩气体容量,实验室内严禁存放氢气。

(3)压缩气体钢瓶应当靠墙直立放置,并用铁索固定以防倾倒;压缩气体钢瓶应当远离热源、腐蚀性材料和潜在的冲击;当气体用完或不再使用时,应将钢瓶立即退还供应商;钢瓶转运应使用钢瓶推车并保持直立,同时关紧阀门并卸掉调节器。

(4)压缩气体钢瓶必须在阀门和调节器完好无损的情况下在通风良好的场所使用,涉及有毒气体应增加局部通风。

(5)压力表与减压阀不可沾上油污。

(6)打开减压阀前应当擦净钢瓶阀门出口的水和灰尘。

(7)检查减压阀是否有泄漏或损坏,钢瓶内保存适当余气。

(8)压缩气体钢瓶须依气体介质分别存放在单独房间内。

(9)使用完毕将钢瓶主阀关闭并释放减压阀内过剩的压力。

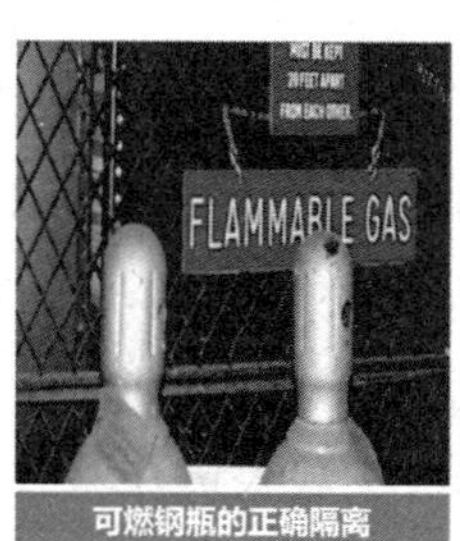
FLAMMABLE GAS
可燃钢瓶的正确隔离

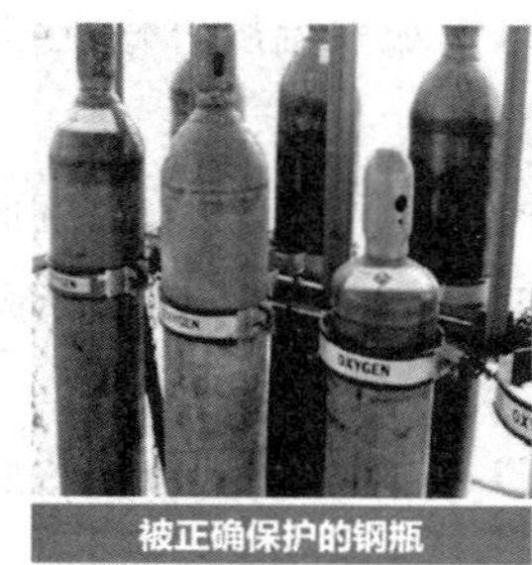
OXYGEN
被正确保护的钢瓶

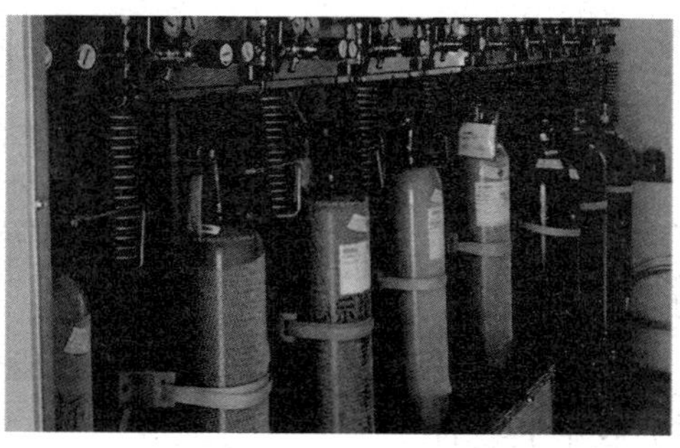

图 8-1 钢瓶的正确放置

5. 菌(毒)种的管理

(1)所有保存菌(毒)种及其样品应统一进行编号,保存菌(毒)种管上要有明显标识,标明菌(毒)株名称、冻存时间、菌(毒)株代次等。

(2)保管菌(毒)种及其样品要有严格的记录制度,建立详细档案,记录菌(毒)种的学名、菌(毒)株名、来源、特性、用途、批号、传代冻干日期、数量。

(3)对高致病性病原微生物菌(毒)种和样本应设专库或专柜单独储存,并指定专人负责。

(4)菌(毒)种及其样品要在-70 ℃以下的冰箱保存,每日进行温度观察并记录,确保冷藏环境达到要求。如需长期保管最好真空、冷冻、干燥。

(5)高致病性病原微生物菌(毒)种及其样品在储存中被盗、被抢、丢失、泄漏的应采取必要的控制措施,并在 2 h 内向单位的主管部门报告。

(6)保管菌(毒)种及其样品在放入冰箱和从冰箱取出时要进行详细的登记,登记数量与实际数量必须相等,不可有差错。

(7)在从冰箱内拿取菌(毒)种或微生物样品时,应戴乳胶手套。

(8)除因工作需要并经领导批准外,任何人不得擅自长期保存菌(毒)种,任何人不得擅自将菌(毒)种转让或赠送他人。

(9)高致病性微生物菌(毒)种或样品,在转移过程中所需容器应密封,容器或包装材料还应符合防水、防破损、防外泄、耐高(低)温、耐高压的要求。

(10)菌(毒)种及其样品由指定专人统一登记、保存和管理,在保存期间要定期传代、及时鉴定,并做好详细传代、鉴定记录。

(11)销毁无保存价值的菌(毒)种必须经批准,并在账上注销,写明销毁原因、销毁时间、方法、品种和数量，销毁时应有两人以上参加，高压灭菌时应放置灭菌指示标志，确认灭菌效果。

（12）保存的菌（毒）种在传代时发生变异或死亡，应及时向上级主管领导报告，并说明原因、做好登记。

（13）保存菌（毒）种及其样品的冰箱应双人双锁。

（14）保存菌（毒）种及其样品的冰箱应每天观察温度并做记录。

6. 实验动物的管理

（1）实验动物的采购只能通过有实验动物生产许可证的供应商购买，每一批动物都必须有质量合格证。实验犬必须有个体档案和疫苗接种记录。实验人员不得私自采购实验动物。

（2）购入的实验动物应分别由饲养管理人员和实验人员进行验收，实验人员在验收后应在验收单上签名。

（3）购入的实验动物如有异常，应请兽医会诊。如确认是传染病，应尽快按传染病的预防和控制措施处理，必要时通知供应商，向上级实验动物管理部门和当地动物检疫、卫生防疫单位报告。

（4）动物实验中发现实验动物患病死亡的，应及时查明原因，必要时进行尸体解剖，并记录在案。

（5）对于确认患有重要人兽共患病和烈性传染病的动物，必须在兽医的指导下予以销毁或者隔离治疗。对可能被污染的区域采取严格消毒措施，防止疫病蔓延。

（6）对于非传染病死亡或实验后处死的动物尸体，应用黑色尸体袋包装，放到动物尸体冰柜内，定期由具有资质的专业单位进行无害化处理。

（7）对于确认患有重要人兽共患病和烈性传染病的动物尸体和垫料，应用适当浓度的消毒液浸泡或喷洒后，焚烧处理；笼盒和饮水瓶高压灭菌处理。

7. 化学废水和废弃物的管理

易燃、有毒的实验必须在通风橱中进行，实验后的废液、残渣不允许倒入下水道或厕所，必须分别放入专门容器储存，统一回收，集中送至公共技术服务中心处理，储存容器放置在实验室内固定位置。

（1）常用废化学试剂装在塑料桶内，其他化学试剂（包括固体化学物品）要注明品名后装试剂箱送往指定地点。

（2）应当密切关注化学容器的标签和相关记录。化学废弃物引发的灾害会十分严重。

（3）大多化学废弃物属危险品，实验室需要有一个指定的区域存放化学废弃物，互不兼容的化学废弃物要分开储藏。

（4）不得将有机溶剂倒入下水道。

（5）尚未处理的化学品应当标签明示，并储藏在合适的容器内。

(6)将动物尸体(组织)高压灭菌后放入塑料袋中,如果尸体(组织)带有传染因子,则装入双层袋中。

(7)在处理之前,将袋子放入冷冻柜中。

(8)实验室冰箱(柜)储存的动物尸体(组织)定期送往学校实验动物中心收储,最后交由有资质的公司作无害化处理。

8. 安全用电的管理

(1)实验室内严禁私拉私接电线。

(2)不得超负荷使用电源插座。

(3)不得在同一个电插座上连接多个插座并同时使用多种电器。

(4)确保所有的电线设备足以提供所需的电流。

(5)不要长期使用接线板。

(6)接线板不得放置在地面上。

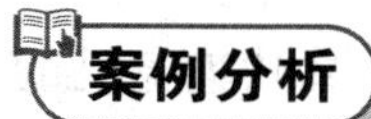

钢瓶爆炸事故

2010年6月上旬,某高校实验室发生设备爆破事故,参加实验的学生充气后,并未将氮气钢瓶的总阀和减压阀关闭就离开实验室去二楼办其他事。当他回到实验室关闭总阀和减压阀后回到该仪器旁时,当即发生了爆破。过后调查结果显示,长期充气,致使该仪器内的压力过高,玻璃仪器因无法承受此高压而爆裂,是发生此次事故的主要原因。

任务二　实验室应急应变指南

为有效预防、及时控制和妥善处理实验室各类突发事故和事件,提高快速反应和应急处理能力,有效地控制事态的发展,尽可能地减少伴随的灾害损失和伤害,将发生事故造成的灾害降低到最低限度,确保生命和财产安全,保证正常的工作秩序,制定科学可行的应急预案是必要的。

一、实验室火灾的应急处理

1. 衣服着火

(1)就地翻滚熄灭火苗,或者有安全冲洗设备可用,则立即用水浸透衣物。

(2)如有必要,采取医学处理。

(3)向导师和安全部门报告事故。

2. 其他物质着火

(1)切断房内电源。

(2)发生小型火灾应通知实验室人员,呼叫周围容易提供帮助的人员。应用适当的灭火器直接将火扑灭,无须疏散人群。为防止火势失控,随时作好疏散人群的准备也是至关重要的。用湿毛巾捂鼻,避免受到烟熏。

(3)发生大型火灾时要疏散实验室人员,将人群疏散到安全区域或通过应急消防楼梯逃离现场,不得使用电梯。拨打火警电话 119,并到明显位置引导消防车。将门关闭以控制火势蔓延。不要在没有后援人员的情况下独自进入着火的房间。

(4)现场应有处理事故经验丰富的人员和安全部门及医务室人员到场。

二、化学品意外泄露应急处理

1. 化学品溅到身体

(1)立即除去被溅到的衣物,用紧急冲洗设备或水龙头将身体溅到的部位在快速流动的水下冲洗至少 5 min。

(2)确认化学品没有进到鞋内。

(3)如有必要,采取医学处理。

(4)向导师和安全部门报告事故。

2. 化学品溅出

(1)首先应知道实验室使用的危险品数量与种类,并对可能发生的化学品溅出事故有安全预防措施。了解所使用的化学药品的性质。

(2)当轻微危险化学品溅出(是指实验人员在没有急救人员在场的情况下,能自行安全处置)时,应首先通知事故现场人员做好防护,穿戴防护设备,包括防护眼镜、手套和防护衣等。对化学品溅出的清理必须由专业的或经验丰富的人员来完成。可以用带有使用说明的溅出物处理包(盒)吸收剂、反应剂和防护设备来清理轻微的化学品溅出。根据化学品的酸、碱性质不同用合适的化合物去中和。收集残留物并放置在容器内,当作化学废弃物处理。将溅出物影响区域控制在最小范围。

(3)其他化学品溅出时,尽快将受伤或辐射人员带离事故现场。疏散事故现场人群,封锁现场。如果溅出化学品属易燃品的,要关掉点火源和热源。拨打安全部门电话。现场应有处理事故经验丰富的人员和安全部门及医务室人员到场。

(4)产生的伤害都必须立即向安全部门报告。

石油醚燃烧事故

2010年6月3日下午，兰州一化学实验室突然传来一声猛烈的爆炸声，随后浓烟滚滚，火苗随即从烟雾中冒出。火势迅速蔓延，并引燃了与其相邻的仓库。爆炸并未造成人员伤亡。

事故原因：实验过程中实验员不小心将装有石油醚的玻璃瓶打翻在地，里面的石油醚发生自燃，引燃了旁边的木头柜。在场的实验人员立即开始救火，无奈火势太大，工作人员没有办法将其扑灭。幸运的是，由于撤离及时，事故并未造成工作人员伤亡。

三、触电伤害应急处理

(1)立即切断电源或使触电者脱离电源，没有切断电源前切勿手拉触电者。

(2)有衣物燃烧者，应立即扑灭。

(3)如果有心跳呼吸骤停者，应立即进行心肺复苏抢救，拨打急救电话至医务人员到达。

(4)事故发生后应立即向安全部门报告。

四、实验室中毒应急处理

(1)首先将中毒者转移到安全地带，解开中毒者领扣，使其呼吸通畅，让中毒者呼吸到新鲜空气，注意保暖。

(2)眼睛直接接触刺激性气体或其溶液后，立即用大量水冲洗(灌洗)，冲洗时不时翻开上下眼睑，并立即就医。

(3)误服毒物中毒者，须立即引吐、洗胃及导泻，如果患者清醒，宜饮大量清水引吐，亦可用药物引吐。对引吐效果不好或昏迷者，应立即送医院用胃管洗胃。

(4)吸入刺激性气体中毒者，应立即将患者带离中毒现场，对酸性气体可用5%碳酸氢钠溶液雾化吸入；碱性气体用3%硼酸溶液雾化吸入，起到中和作用，以减轻呼吸道刺激症状。应急人员一般应配置过滤式防毒面罩、防毒服装、防毒手套、防毒靴等。

如果能掌握相关的实验室安全知识以及事故发生时的急救常识、设备安全使用技能，就可以减少或避免安全事故的发生，即使发生紧急事故，也能够临危不乱，把伤害和损失降至最低。

五、实验室致病性病原微生物传播应急处理

(1)首先立即组织人员对传播事故进行确认，并对传播的病原体性质及扩散范围进行充分评估。

(2)立即封存致病性病原微生物标本,防止微生物扩散。

(3)对相关人员进行医学检查,对密切接触者进行医学观察并留取本底血清或相关标本。

(4)对造成污染的工作环境及污染物进行消毒。

(5)配合校医院等有关部门开展进一步调查。

目标检测

请扫码完成在线检测:

参考文献

[1]陈宝智,张培红.安全原理[M].3版.北京:冶金工业出版社,2016.
[2]崔成红,郭建慧.医药企业安全生产[M].北京:中国轻工业出版社,2021.
[3]郑立业.安全风险辨识评价与管控实务[M].天津:天津科学技术出版社,2018.
[4]张一帆,吴瑞.药品安全生产实务[M].青岛:中国石油大学出版社,2019.
[5]胡迪君,张海霞.化工安全与清洁生产[M].北京:化学工业出版社,2015.
[6]孙玉叶.化工安全技术与职业健康[M].北京:化学工业出版社,2015.
[7]刘景良.化工安全技术[M].北京:化学工业出版社,2019.

附　录

中华人民共和国职业病防治法

（2001 年 10 月 27 日第九届全国人民代表大会常务委员会第二十四次会议通过　根据 2011 年 12 月 31 日第十一届全国人民代表大会常务委员会第二十四次会议《关于修改〈中华人民共和国职业病防治法〉的决定》第一次修正　根据 2016 年 7 月 2 日第十二届全国人民代表大会常务委员会第二十一次会议《关于修改〈中华人民共和国节约能源法〉等六部法律的决定》第二次修正　根据 2017 年 11 月 4 日第十二届全国人民代表大会常务委员会第三十次会议《关于修改〈中华人民共和国会计法〉等十一部法律的决定》第三次修正　根据 2018 年 12 月 29 日第十三届全国人民代表大会常务委员会第七次会议《关于修改〈中华人民共和国劳动法〉等七部法律的决定》第四次修正）

目　录

第一章　总则
第二章　前期预防
第三章　劳动过程中的防护与管理
第四章　职业病诊断与职业病病人保障
第五章　监督检查
第六章　法律责任
第七章　附则

第一章　总　则

第一条　为了预防、控制和消除职业病危害，防治职业病，保护劳动者健康及其相关权益，促进经济社会发展，根据宪法，制定本法。

第二条　本法适用于中华人民共和国领域内的职业病防治活动。本法所称职业病，是指企业、事业单位和个体经济组织等用人单位的劳动者在职业活动中，因接触粉尘、放射性物质和其他有毒、有害因素而引起的疾病。职业病的分类和目录由国务院卫生行政部门会同国务院劳动保障行政部门制定、调整并公布。

第三条　职业病防治工作坚持预防为主、防治结合的方针，建立用人单位负责、行政机关监管、行业自律、职工参与和社会监督的机制，实行分类管理、综合治理。

第四条 劳动者依法享有职业卫生保护的权利。用人单位应当为劳动者创造符合国家职业卫生标准和卫生要求的工作环境和条件,并采取措施保障劳动者获得职业卫生保护。工会组织依法对职业病防治工作进行监督,维护劳动者的合法权益。用人单位制定或者修改有关职业病防治的规章制度,应当听取工会组织的意见。

第五条 用人单位应当建立、健全职业病防治责任制,加强对职业病防治的管理,提高职业病防治水平,对本单位产生的职业病危害承担责任。

第六条 用人单位的主要负责人对本单位的职业病防治工作全面负责。

第七条 用人单位必须依法参加工伤保险。国务院和县级以上地方人民政府劳动保障行政部门应当加强对工伤保险的监督管理,确保劳动者依法享受工伤保险待遇。

第八条 国家鼓励和支持研制、开发、推广、应用有利于职业病防治和保护劳动者健康的新技术、新工艺、新设备、新材料,加强对职业病的机理和发生规律的基础研究,提高职业病防治科学技术水平;积极采用有效的职业病防治技术、工艺、设备、材料;限制使用或者淘汰职业病危害严重的技术、工艺、设备、材料。国家鼓励和支持职业病医疗康复机构的建设。

第九条 国家实行职业卫生监督制度。国务院卫生行政部门、劳动保障行政部门依照本法和国务院确定的职责,负责全国职业病防治的监督管理工作。国务院有关部门在各自的职责范围内负责职业病防治的有关监督管理工作。县级以上地方人民政府卫生行政部门、劳动保障行政部门依据各自职责,负责本行政区域内职业病防治的监督管理工作。县级以上地方人民政府有关部门在各自的职责范围内负责职业病防治的有关监督管理工作。县级以上人民政府卫生行政部门、劳动保障行政部门(以下统称职业卫生监督管理部门)应当加强沟通,密切配合,按照各自职责分工,依法行使职权,承担责任。

第十条 国务院和县级以上地方人民政府应当制定职业病防治规划,将其纳入国民经济和社会发展计划,并组织实施。县级以上地方人民政府统一负责、领导、组织、协调本行政区域的职业病防治工作,建立健全职业病防治工作体制、机制,统一领导、指挥职业卫生突发事件应对工作;加强职业病防治能力建设和服务体系建设,完善、落实职业病防治工作责任制。乡、民族乡、镇的人民政府应当认真执行本法,支持职业卫生监督管理部门依法履行职责。

第十一条 县级以上人民政府职业卫生监督管理部门应当加强对职业病防治的宣传教育,普及职业病防治的知识,增强用人单位的职业病防治观念,提高劳动者的职业健康意识、自我保护意识和行使职业卫生保护权利的能力。

第十二条 有关防治职业病的国家职业卫生标准,由国务院卫生行政部门组织制定并公布。国务院卫生行政部门应当组织开展重点职业病监测和专项调查,对职业健康风险进行评估,为制定职业卫生标准和职业病防治政策提供科学依据。县级以上地方人民政府卫生行政部门应当定期对本行政区域的职业病防治情况进行统计和调查分析。

第十三条 任何单位和个人有权对违反本法的行为进行检举和控告。有关部门收到相关的检举和控告后,应当及时处理。对防治职业病成绩显著的单位和个人,给予奖励。

第十四条　用人单位应当依照法律、法规要求,严格遵守国家职业卫生标准,落实职业病预防措施,从源头上控制和消除职业病危害。

第二章　前期预防

第十五条　产生职业病危害的用人单位的设立除应当符合法律、行政法规规定的设立条件外,其工作场所还应当符合下列职业卫生要求:(一)职业病危害因素的强度或者浓度符合国家职业卫生标准;(二)有与职业病危害防护相适应的设施;(三)生产布局合理,符合有害与无害作业分开的原则;(四)有配套的更衣间、洗浴间、孕妇休息间等卫生设施;(五)设备、工具、用具等设施符合保护劳动者生理、心理健康的要求;(六)法律、行政法规和国务院卫生行政部门关于保护劳动者健康的其他要求。

第十六条　国家建立职业病危害项目申报制度。用人单位工作场所存在职业病目录所列职业病的危害因素的,应当及时、如实向所在地卫生行政部门申报危害项目,接受监督。职业病危害因素分类目录由国务院卫生行政部门制定、调整并公布。职业病危害项目申报的具体办法由国务院卫生行政部门制定。

第十七条　新建、扩建、改建建设项目和技术改造、技术引进项目(以下统称建设项目)可能产生职业病危害的,建设单位在可行性论证阶段应当进行职业病危害预评价。医疗机构建设项目可能产生放射性职业病危害的,建设单位应当向卫生行政部门提交放射性职业病危害预评价报告。卫生行政部门应当自收到预评价报告之日起三十日内,作出审核决定并书面通知建设单位。未提交预评价报告或者预评价报告未经卫生行政部门审核同意的,不得开工建设。职业病危害预评价报告应当对建设项目可能产生的职业病危害因素及其对工作场所和劳动者健康的影响作出评价,确定危害类别和职业病防护措施。建设项目职业病危害分类管理办法由国务院卫生行政部门制定。

第十八条　建设项目的职业病防护设施所需费用应当纳入建设项目工程预算,并与主体工程同时设计,同时施工,同时投入生产和使用。建设项目的职业病防护设施设计应当符合国家职业卫生标准和卫生要求;其中,医疗机构放射性职业病危害严重的建设项目的防护设施设计,应当经卫生行政部门审查同意后,方可施工。建设项目在竣工验收前,建设单位应当进行职业病危害控制效果评价。医疗机构可能产生放射性职业病危害的建设项目竣工验收时,其放射性职业病防护设施经卫生行政部门验收合格后,方可投入使用;其他建设项目的职业病防护设施应当由建设单位负责依法组织验收,验收合格后,方可投入生产和使用。卫生行政部门应当加强对建设单位组织的验收活动和验收结果的监督核查。

第十九条　国家对从事放射性、高毒、高危粉尘等作业实行特殊管理。具体管理办法由国务院制定。

第三章　劳动过程中的防护与管理

第二十条　用人单位应当采取下列职业病防治管理措施:(一)设置或者指定职业卫生

管理机构或者组织,配备专职或者兼职的职业卫生管理人员,负责本单位的职业病防治工作;(二)制定职业病防治计划和实施方案;(三)建立、健全职业卫生管理制度和操作规程;(四)建立、健全职业卫生档案和劳动者健康监护档案;(五)建立、健全工作场所职业病危害因素监测及评价制度;(六)建立、健全职业病危害事故应急救援预案。

第二十一条　用人单位应当保障职业病防治所需的资金投入,不得挤占、挪用,并对因资金投入不足导致的后果承担责任。

第二十二条　用人单位必须采用有效的职业病防护设施,并为劳动者提供个人使用的职业病防护用品。用人单位为劳动者个人提供的职业病防护用品必须符合防治职业病的要求;不符合要求的,不得使用。

第二十三条　用人单位应当优先采用有利于防治职业病和保护劳动者健康的新技术、新工艺、新设备、新材料,逐步替代职业病危害严重的技术、工艺、设备、材料。

第二十四条　产生职业病危害的用人单位,应当在醒目位置设置公告栏,公布有关职业病防治的规章制度、操作规程、职业病危害事故应急救援措施和工作场所职业病危害因素检测结果。对产生严重职业病危害的作业岗位,应当在其醒目位置,设置警示标识和中文警示说明。警示说明应当载明产生职业病危害的种类、后果、预防以及应急救治措施等内容。

第二十五条　对可能发生急性职业损伤的有毒、有害工作场所,用人单位应当设置报警装置,配置现场急救用品、冲洗设备、应急撤离通道和必要的泄险区。对放射工作场所和放射性同位素的运输、贮存,用人单位必须配置防护设备和报警装置,保证接触放射线的工作人员佩戴个人剂量计。对职业病防护设备、应急救援设施和个人使用的职业病防护用品,用人单位应当进行经常性的维护、检修,定期检测其性能和效果,确保其处于正常状态,不得擅自拆除或者停止使用。

第二十六条　用人单位应当实施由专人负责的职业病危害因素日常监测,并确保监测系统处于正常运行状态。用人单位应当按照国务院卫生行政部门的规定,定期对工作场所进行职业病危害因素检测、评价。检测、评价结果存入用人单位职业卫生档案,定期向所在地卫生行政部门报告并向劳动者公布。职业病危害因素检测、评价由依法设立的取得国务院卫生行政部门或者设区的市级以上地方人民政府卫生行政部门按照职责分工给予资质认可的职业卫生技术服务机构进行。职业卫生技术服务机构所作检测、评价应当客观、真实。发现工作场所职业病危害因素不符合国家职业卫生标准和卫生要求时,用人单位应当立即采取相应治理措施,仍然达不到国家职业卫生标准和卫生要求的,必须停止存在职业病危害因素的作业;职业病危害因素经治理后,符合国家职业卫生标准和卫生要求的,方可重新作业。

第二十七条　职业卫生技术服务机构依法从事职业病危害因素检测、评价工作,接受卫生行政部门的监督检查。卫生行政部门应当依法履行监督职责。

第二十八条　向用人单位提供可能产生职业病危害的设备的,应当提供中文说明书,并在设备的醒目位置设置警示标识和中文警示说明。警示说明应当载明设备性能、可能产生的职业病危害、安全操作和维护注意事项、职业病防护以及应急救治措施等内容。

第二十九条　向用人单位提供可能产生职业病危害的化学品、放射性同位素和含有放射性物质的材料的，应当提供中文说明书。说明书应当载明产品特性、主要成分、存在的有害因素、可能产生的危害后果、安全使用注意事项、职业病防护以及应急救治措施等内容。产品包装应当有醒目的警示标识和中文警示说明。贮存上述材料的场所应当在规定的部位设置危险物品标识或者放射性警示标识。国内首次使用或者首次进口与职业病危害有关的化学材料，使用单位或者进口单位按照国家规定经国务院有关部门批准后，应当向国务院卫生行政部门报送该化学材料的毒性鉴定以及经有关部门登记注册或者批准进口的文件等资料。进口放射性同位素、射线装置和含有放射性物质的物品的，按照国家有关规定办理。

第三十条　任何单位和个人不得生产、经营、进口和使用国家明令禁止使用的可能产生职业病危害的设备或者材料。

第三十一条　任何单位和个人不得将产生职业病危害的作业转移给不具备职业病防护条件的单位和个人。不具备职业病防护条件的单位和个人不得接受产生职业病危害的作业。

第三十二条　用人单位对采用的技术、工艺、设备、材料，应当知悉其产生的职业病危害，对有职业病危害的技术、工艺、设备、材料隐瞒其危害而采用的，对所造成的职业病危害后果承担责任。

第三十三条　用人单位与劳动者订立劳动合同（含聘用合同，下同）时，应当将工作过程中可能产生的职业病危害及其后果、职业病防护措施和待遇等如实告知劳动者，并在劳动合同中写明，不得隐瞒或者欺骗。劳动者在已订立劳动合同期间因工作岗位或者工作内容变更，从事与所订立劳动合同中未告知的存在职业病危害的作业时，用人单位应当依照前款规定，向劳动者履行如实告知的义务，并协商变更原劳动合同相关条款。用人单位违反前两款规定的，劳动者有权拒绝从事存在职业病危害的作业，用人单位不得因此解除与劳动者所订立的劳动合同。

第三十四条　用人单位的主要负责人和职业卫生管理人员应当接受职业卫生培训，遵守职业病防治法律、法规，依法组织本单位的职业病防治工作。用人单位应当对劳动者进行上岗前的职业卫生培训和在岗期间的定期职业卫生培训，普及职业卫生知识，督促劳动者遵守职业病防治法律、法规、规章和操作规程，指导劳动者正确使用职业病防护设备和个人使用的职业病防护用品。劳动者应当学习和掌握相关的职业卫生知识，增强职业病防范意识，遵守职业病防治法律、法规、规章和操作规程，正确使用、维护职业病防护设备和个人使用的职业病防护用品，发现职业病危害事故隐患应当及时报告。劳动者不履行前款规定义务的，用人单位应当对其进行教育。

第三十五条　对从事接触职业病危害的作业的劳动者，用人单位应当按照国务院卫生行政部门的规定组织上岗前、在岗期间和离岗时的职业健康检查,并将检查结果书面告知劳动者。职业健康检查费用由用人单位承担。用人单位不得安排未经上岗前职业健康检查的劳动者从事接触职业病危害的作业;不得安排有职业禁忌的劳动者从事其所禁忌的作业;对在职业健康检查中发现有与所从事的职业相关的健康损害的劳动者,应当调离原工作岗位,并妥善安置;对未进行离岗前职业健康检查的劳动者不得解除或者终止与其订立的劳动合同。职业健康检查应当由取得《医疗机构执业许可证》的医疗卫生机构承担。卫生行政部门应当加强对职业健康检查工作的规范管理,具体管理办法由国务院卫生行政部门制定。

第三十六条　用人单位应当为劳动者建立职业健康监护档案,并按照规定的期限妥善保存。职业健康监护档案应当包括劳动者的职业史、职业病危害接触史、职业健康检查结果和职业病诊疗等有关个人健康资料。劳动者离开用人单位时,有权索取本人职业健康监护档案复印件,用人单位应当如实、无偿提供,并在所提供的复印件上签章。

第三十七条　发生或者可能发生急性职业病危害事故时,用人单位应当立即采取应急救援和控制措施,并及时报告所在地卫生行政部门和有关部门。卫生行政部门接到报告后,应当及时会同有关部门组织调查处理;必要时,可以采取临时控制措施。卫生行政部门应当组织做好医疗救治工作。对遭受或者可能遭受急性职业病危害的劳动者,用人单位应当及时组织救治、进行健康检查和医学观察,所需费用由用人单位承担。

第三十八条　用人单位不得安排未成年工从事接触职业病危害的作业;不得安排孕期、哺乳期的女职工从事对本人和胎儿、婴儿有危害的作业。

第三十九条　劳动者享有下列职业卫生保护权利:(一)获得职业卫生教育、培训;(二)获得职业健康检查、职业病诊疗、康复等职业病防治服务;(三)了解工作场所产生或者可能产生的职业病危害因素、危害后果和应当采取的职业病防护措施;(四)要求用人单位提供符合防治职业病要求的职业病防护设施和个人使用的职业病防护用品,改善工作条件;(五)对违反职业病防治法律、法规以及危及生命健康的行为提出批评、检举和控告;(六)拒绝违章指挥和强令进行没有职业病防护措施的作业;(七)参与用人单位职业卫生工作的民主管理,对职业病防治工作提出意见和建议。用人单位应当保障劳动者行使前款所列权利。因劳动者依法行使正当权利而降低其工资、福利等待遇或者解除、终止与其订立的劳动合同的,其行为无效。

第四十条　工会组织应当督促并协助用人单位开展职业卫生宣传教育和培训,有权对用人单位的职业病防治工作提出意见和建议,依法代表劳动者与用人单位签订劳动安全卫生专项集体合同,与用人单位就劳动者反映的有关职业病防治的问题进行协调并督促解决。工会组织对用人单位违反职业病防治法律、法规,侵犯劳动者合法权益的行为,有权要求纠正;产生严重职业病危害时,有权要求采取防护措施,或者向政府有关部门建议采取强制性措施;发生职业病危害事故时,有权参与事故调查处理;发现危及劳动者生命健康的情形时,有权向用人单位建议组织劳动者撤离危险现场,用人单位应当立即作出处理。

第四十一条　用人单位按照职业病防治要求,用于预防和治理职业病危害、工作场所卫生检测、健康监护和职业卫生培训等费用,按照国家有关规定,在生产成本中据实列支。

第四十二条　职业卫生监督管理部门应当按照职责分工,加强对用人单位落实职业病防护管理措施情况的监督检查,依法行使职权,承担责任。

第四章　职业病诊断与职业病病人保障

第四十三条　职业病诊断应当由取得《医疗机构执业许可证》的医疗卫生机构承担。卫生行政部门应当加强对职业病诊断工作的规范管理,具体管理办法由国务院卫生行政部门制定。

承担职业病诊断的医疗卫生机构还应当具备下列条件:(一)具有与开展职业病诊断相适应的医疗卫生技术人员;(二)具有与开展职业病诊断相适应的仪器、设备;(三)具有健全的职业病诊断质量管理制度。承担职业病诊断的医疗卫生机构不得拒绝劳动者进行职业病诊断的要求。

第四十四条　劳动者可以在用人单位所在地、本人户籍所在地或者经常居住地依法承担职业病诊断的医疗卫生机构进行职业病诊断。

第四十五条　职业病诊断标准和职业病诊断、鉴定办法由国务院卫生行政部门制定。职业病伤残等级的鉴定办法由国务院劳动保障行政部门会同国务院卫生行政部门制定。

第四十六条　职业病诊断,应当综合分析下列因素:(一)病人的职业史;(二)职业病危害接触史和工作场所职业病危害因素情况;(三)临床表现以及辅助检查结果等。没有证据否定职业病危害因素与病人临床表现之间的必然联系的,应当诊断为职业病。职业病诊断证明书应当由参与诊断的取得职业病诊断资格的执业医师签署,并经承担职业病诊断的医疗卫生机构审核盖章。

第四十七条　用人单位应当如实提供职业病诊断、鉴定所需的劳动者职业史和职业病危害接触史、工作场所职业病危害因素检测结果等资料;卫生行政部门应当监督检查和督促用人单位提供上述资料;劳动者和有关机构也应当提供与职业病诊断、鉴定有关的资料。职业病诊断、鉴定机构需要了解工作场所职业病危害因素情况时,可以对工作场所进行现场调查,也可以向卫生行政部门提出,卫生行政部门应当在十日内组织现场调查。用人单位不得拒绝、阻挠。

第四十八条　职业病诊断、鉴定过程中,用人单位不提供工作场所职业病危害因素检测结果等资料的,诊断、鉴定机构应当结合劳动者的临床表现、辅助检查结果和劳动者的职业史、职业病危害接触史,并参考劳动者的自述、卫生行政部门提供的日常监督检查信息等,作出职业病诊断、鉴定结论。劳动者对用人单位提供的工作场所职业病危害因素检测结果等资料有异议,或者因劳动者的用人单位解散、破产,无用人单位提供上述资料的,诊断、鉴定机构应当提请卫生行政部门进行调查,卫生行政部门应当自接到申请之日起三十日内对存在异议的资料或者工作场所职业病危害因素情况作出判定;有关部门应当配合。

第四十九条　职业病诊断、鉴定过程中,在确认劳动者职业史、职业病危害接触史时,当事人对劳动关系、工种、工作岗位或者在岗时间有争议的,可以向当地的劳动人事争议仲裁委员会申请仲裁;接到申请的劳动人事争议仲裁委员会应当受理,并在三十日内作出裁决。当事人在仲裁过程中对自己提出的主张,有责任提供证据。劳动者无法提供由用人单位掌握管理的与仲裁主张有关的证据的,仲裁庭应当要求用人单位在指定期限内提供;用人单位在指定期限内不提供的,应当承担不利后果。劳动者对仲裁裁决不服的,可以依法向人民法院提起诉讼。用人单位对仲裁裁决不服的,可以在职业病诊断、鉴定程序结束之日起十五日内依法向人民法院提起诉讼;诉讼期间,劳动者的治疗费用按照职业病待遇规定的途径支付。

第五十条　用人单位和医疗卫生机构发现职业病病人或者疑似职业病病人时,应当及时向所在地卫生行政部门报告。确诊为职业病的,用人单位还应当向所在地劳动保障行政部门报告。接到报告的部门应当依法作出处理。

第五十一条　县级以上地方人民政府卫生行政部门负责本行政区域内的职业病统计报告的管理工作,并按照规定上报。

第五十二条　当事人对职业病诊断有异议的,可以向作出诊断的医疗卫生机构所在地地方人民政府卫生行政部门申请鉴定。职业病诊断争议由设区的市级以上地方人民政府卫生行政部门根据当事人的申请,组织职业病诊断鉴定委员会进行鉴定。当事人对设区的市级职业病诊断鉴定委员会的鉴定结论不服的,可以向省、自治区、直辖市人民政府卫生行政部门申请再鉴定。

第五十三条　职业病诊断鉴定委员会由相关专业的专家组成。省、自治区、直辖市人民政府卫生行政部门应当设立相关的专家库,需要对职业病争议作出诊断鉴定时,由当事人或者当事人委托有关卫生行政部门从专家库中以随机抽取的方式确定参加诊断鉴定委员会的专家。职业病诊断鉴定委员会应当按照国务院卫生行政部门颁布的职业病诊断标准和职业病诊断、鉴定办法进行职业病诊断鉴定,向当事人出具职业病诊断鉴定书。职业病诊断、鉴定费用由用人单位承担。

第五十四条　职业病诊断鉴定委员会组成人员应当遵守职业道德,客观、公正地进行诊断鉴定,并承担相应的责任。职业病诊断鉴定委员会组成人员不得私下接触当事人,不得收受当事人的财物或者其他好处,与当事人有利害关系的,应当回避。人民法院受理有关案件需要进行职业病鉴定时,应当从省、自治区、直辖市人民政府卫生行政部门依法设立的相关的专家库中选取参加鉴定的专家。

第五十五条　医疗卫生机构发现疑似职业病病人时,应当告知劳动者本人并及时通知用人单位。用人单位应当及时安排对疑似职业病病人进行诊断;在疑似职业病病人诊断或者医学观察期间,不得解除或者终止与其订立的劳动合同。疑似职业病病人在诊断、医学观察期间的费用,由用人单位承担。

第五十六条　用人单位应当保障职业病病人依法享受国家规定的职业病待遇。用人单位应当按照国家有关规定,安排职业病病人进行治疗、康复和定期检查。用人单位对不适宜继续从事原工作的职业病病人,应当调离原岗位,并妥善安置。用人单位对从事接触职业病危害的作业的劳动者,应当给予适当岗位津贴。

第五十七条　职业病病人的诊疗、康复费用,伤残以及丧失劳动能力的职业病病人的社会保障,按照国家有关工伤保险的规定执行。

第五十八条　职业病病人除依法享有工伤保险外,依照有关民事法律,尚有获得赔偿的权利的,有权向用人单位提出赔偿要求。

第五十九条　劳动者被诊断患有职业病,但用人单位没有依法参加工伤保险的,其医疗和生活保障由该用人单位承担。

第六十条　职业病病人变动工作单位,其依法享有的待遇不变。用人单位在发生分立、合并、解散、破产等情形时,应当对从事接触职业病危害的作业的劳动者进行健康检查,并按照国家有关规定妥善安置职业病病人。

第六十一条　用人单位已经不存在或者无法确认劳动关系的职业病病人,可以向地方人民政府医疗保障、民政部门申请医疗救助和生活等方面的救助。地方各级人民政府应当根据本地区的实际情况,采取其他措施,使前款规定的职业病病人获得医疗救治。

第六十二条　县级以上人民政府职业卫生监督管理部门依照职业病防治法律、法规、国家职业卫生标准和卫生要求,依据职责划分,对职业病防治工作进行监督检查。

第五章　监督检查

第六十三条　卫生行政部门履行监督检查职责时,有权采取下列措施:(一)进入被检查单位和职业病危害现场,了解情况,调查取证;(二)查阅或者复制与违反职业病防治法律、法规的行为有关的资料和采集样品;(三)责令违反职业病防治法律、法规的单位和个人停止违法行为。

第六十四条　发生职业病危害事故或者有证据证明危害状态可能导致职业病危害事故发生时,卫生行政部门可以采取下列临时控制措施:(一)责令暂停导致职业病危害事故的作业;(二)封存造成职业病危害事故或者可能导致职业病危害事故发生的材料和设备;(三)组织控制职业病危害事故现场。在职业病危害事故或者危害状态得到有效控制后,卫生行政部门应当及时解除控制措施。

第六十五条　职业卫生监督执法人员依法执行职务时,应当出示监督执法证件。职业卫生监督执法人员应当忠于职守,秉公执法,严格遵守执法规范;涉及用人单位的秘密的,应当为其保密。

第六十六条　职业卫生监督执法人员依法执行职务时,被检查单位应当接受检查并予以支持配合,不得拒绝和阻碍。

第六十七条　卫生行政部门及其职业卫生监督执法人员履行职责时,不得有下列行为:(一)对不符合法定条件的,发给建设项目有关证明文件、资质证明文件或者予以批准;

(二)对已经取得有关证明文件的,不履行监督检查职责;(三)发现用人单位存在职业病危害的,可能造成职业病危害事故,不及时依法采取控制措施;(四)其他违反本法的行为。

第六十八条　职业卫生监督执法人员应当依法经过资格认定。职业卫生监督管理部门应当加强队伍建设,提高职业卫生监督执法人员的政治、业务素质,依照本法和其他有关法律、法规的规定,建立、健全内部监督制度,对其工作人员执行法律、法规和遵守纪律的情况,进行监督检查。

第六章　法律责任

第六十九条　建设单位违反本法规定,有下列行为之一的,由卫生行政部门给予警告,责令限期改正;逾期不改正的,处十万元以上五十万元以下的罚款;情节严重的,责令停止产生职业病危害的作业,或者提请有关人民政府按照国务院规定的权限责令停建、关闭:(一)未按照规定进行职业病危害预评价的;(二)医疗机构可能产生放射性职业病危害的建设项目未按照规定提交放射性职业病危害预评价报告,或者放射性职业病危害预评价报告未经卫生行政部门审核同意,开工建设的;(三)建设项目的职业病防护设施未按照规定与主体工程同时设计、同时施工、同时投入生产和使用的;(四)建设项目的职业病防护设施设计不符合国家职业卫生标准和卫生要求,或者医疗机构放射性职业病危害严重的建设项目的防护设施设计未经卫生行政部门审查同意擅自施工的;(五)未按照规定对职业病防护设施进行职业病危害控制效果评价的;(六)建设项目竣工投入生产和使用前,职业病防护设施未按照规定验收合格的。

第七十条　违反本法规定,有下列行为之一的,由卫生行政部门给予警告,责令限期改正;逾期不改正的,处十万元以下的罚款:(一)工作场所职业病危害因素检测、评价结果没有存档、上报、公布的;(二)未采取本法第二十条规定的职业病防治管理措施的;(三)未按照规定公布有关职业病防治的规章制度、操作规程、职业病危害事故应急救援措施的;(四)未按照规定组织劳动者进行职业卫生培训,或者未对劳动者个人职业病防护采取指导、督促措施的;(五)国内首次使用或者首次进口与职业病危害有关的化学材料,未按照规定报送毒性鉴定资料以及经有关部门登记注册或者批准进口的文件的。

第七十一条　用人单位违反本法规定,有下列行为之一的,由卫生行政部门责令限期改正,给予警告,可以并处五万元以上十万元以下的罚款:(一)未按照规定及时、如实向卫生行政部门申报产生职业病危害的项目的;(二)未实施由专人负责的职业病危害因素日常监测,或者监测系统不能正常监测的;(三)订立或者变更劳动合同时,未告知劳动者职业病危害真实情况的;(四)未按照规定组织职业健康检查、建立职业健康监护档案或者未将检查结果书面告知劳动者的;(五)未依照本法规定在劳动者离开用人单位时提供职业健康监护档案复印件的。

第七十二条　用人单位违反本法规定,有下列行为之一的,由卫生行政部门给予警告,责令限期改正,逾期不改正的,处五万元以上二十万元以下的罚款;情节严重的,责令停止产生职业病危害的作业,或者提请有关人民政府按照国务院规定的权限责令关闭:(一)工作场所职业病危害因素的强度或者浓度超过国家职业卫生标准的;(二)未提供职业病防护设施和个人使用的职业病防护用品,或者提供的职业病防护设施和个人使用的职业病防护用品不符合国家职业卫生标准和卫生要求的;(三)对职业病防护设备、应急救援设施和个人使用的职业病防护用品未按照规定进行维护、检修、检测,或者不能保持正常运行、使用状态的;(四)未按照规定对工作场所职业病危害因素进行检测、评价的;(五)工作场所职业病危害因素经治理仍然达不到国家职业卫生标准和卫生要求时,未停止存在职业病危害因素的作业的;(六)未按照规定安排职业病病人、疑似职业病病人进行诊治的;(七)发生或者可能发生急性职业病危害事故时,未立即采取应急救援和控制措施或者未按照规定及时报告的;(八)未按照规定在产生严重职业病危害的作业岗位醒目位置设置警示标识和中文警示说明的;(九)拒绝职业卫生监督管理部门监督检查的;(十)隐瞒、伪造、篡改、毁损职业健康监护档案、工作场所职业病危害因素检测评价结果等相关资料,或者拒不提供职业病诊断、鉴定所需资料的;(十一)未按照规定承担职业病诊断、鉴定费用和职业病病人的医疗、生活保障费用的。

第七十三条　向用人单位提供可能产生职业病危害的设备、材料,未按照规定提供中文说明书或者设置警示标识和中文警示说明的,由卫生行政部门责令限期改正,给予警告,并处五万元以上二十万元以下的罚款。

第七十四条　用人单位和医疗卫生机构未按照规定报告职业病、疑似职业病的,由有关主管部门依据职责分工责令限期改正,给予警告,可以并处一万元以下的罚款;弄虚作假的,并处二万元以上五万元以下的罚款;对直接负责的主管人员和其他直接责任人员,可以依法给予降级或者撤职的处分。

第七十五条　违反本法规定,有下列情形之一的,由卫生行政部门责令限期治理,并处五万元以上三十万元以下的罚款;情节严重的,责令停止产生职业病危害的作业,或者提请有关人民政府按照国务院规定的权限责令关闭:(一)隐瞒技术、工艺、设备、材料所产生的职业病危害而采用的;(二)隐瞒本单位职业卫生真实情况的;(三)可能发生急性职业损伤的有毒、有害工作场所、放射工作场所或者放射性同位素的运输、贮存不符合本法第二十五条规定的;(四)使用国家明令禁止使用的可能产生职业病危害的设备或者材料的;(五)将产生职业病危害的作业转移给没有职业病防护条件的单位和个人,或者没有职业病防护条件的单位和个人接受产生职业病危害的作业的;(六)擅自拆除、停止使用职业病防护设备或者应急救援设施的;(七)安排未经职业健康检查的劳动者、有职业禁忌的劳动者、未成年工或者孕期、哺乳期女职工从事接触职业病危害的作业或者禁忌作业的;(八)违章指挥和强令劳动者进行没有职业病防护措施的作业的。

第七十六条　生产、经营或者进口国家明令禁止使用的可能产生职业病危害的设备或者材料的,依照有关法律、行政法规的规定给予处罚。

第七十七条 用人单位违反本法规定,已经对劳动者生命健康造成严重损害的,由卫生行政部门责令停止产生职业病危害的作业,或者提请有关人民政府按照国务院规定的权限责令关闭,并处十万元以上五十万元以下的罚款。

第七十八条 用人单位违反本法规定,造成重大职业病危害事故或者其他严重后果,构成犯罪的,对直接负责的主管人员和其他直接责任人员,依法追究刑事责任。

第七十九条 未取得职业卫生技术服务资质认可擅自从事职业卫生技术服务的,由卫生行政部门责令立即停止违法行为,没收违法所得;违法所得五千元以上的,并处违法所得二倍以上十倍以下的罚款;没有违法所得或者违法所得不足五千元的,并处五千元以上五万元以下的罚款;情节严重的,对直接负责的主管人员和其他直接责任人员,依法给予降级、撤职或者开除的处分。

第八十条 从事职业卫生技术服务的机构和承担职业病诊断的医疗卫生机构违反本法规定,有下列行为之一的,由卫生行政部门责令立即停止违法行为,给予警告,没收违法所得;违法所得五千元以上的,并处违法所得二倍以上五倍以下的罚款;没有违法所得或者违法所得不足五千元的,并处五千元以上二万元以下的罚款;情节严重的,由原认可或者登记机关取消其相应的资格;对直接负责的主管人员和其他直接责任人员,依法给予降级、撤职或者开除的处分;构成犯罪的,依法追究刑事责任:(一)超出资质认可或者诊疗项目登记范围从事职业卫生技术服务或者职业病诊断的;(二)不按照本法规定履行法定职责的;(三)出具虚假证明文件的。

第八十一条 职业病诊断鉴定委员会组成人员收受职业病诊断争议当事人的财物或者其他好处的,给予警告,没收收受的财物,可以并处三千元以上五万元以下的罚款,取消其担任职业病诊断鉴定委员会组成人员的资格,并从省、自治区、直辖市人民政府卫生行政部门设立的专家库中予以除名。

第八十二条 卫生行政部门不按照规定报告职业病和职业病危害事故的,由上一级行政部门责令改正,通报批评,给予警告;虚报、瞒报的,对单位负责人、直接负责的主管人员和其他直接责任人员依法给予降级、撤职或者开除的处分。

第八十三条 县级以上地方人民政府在职业病防治工作中未依照本法履行职责,本行政区域出现重大职业病危害事故、造成严重社会影响的,依法对直接负责的主管人员和其他直接责任人员给予记大过直至开除的处分。县级以上人民政府职业卫生监督管理部门不履行本法规定的职责,滥用职权、玩忽职守、徇私舞弊,依法对直接负责的主管人员和其他直接责任人员给予记大过或者降级的处分;造成职业病危害事故或者其他严重后果的,依法给予撤职或者开除的处分。

第八十四条 违反本法规定,构成犯罪的,依法追究刑事责任。

第七章 附 则

第八十五条 本法下列用语的含义:职业病危害,是指对从事职业活动的劳动者可能导致职业病的各种危害。职业病危害因素包括:职业活动中存在的各种有害的化学、物理、生物因素以及在作业过程中产生的其他职业有害因素。职业禁忌,是指劳动者从事特定职业或者接触特定职业病危害因素时,比一般职业人群更易于遭受职业病危害和罹患职业病或者可能导致原有自身疾病病情加重,或者在从事作业过程中诱发可能导致对他人生命健康构成危险的疾病的个人特殊生理或者病理状态。

第八十六条 本法第二条规定的用人单位以外的单位,产生职业病危害的,其职业病防治活动可以参照本法执行。劳务派遣用工单位应当履行本法规定的用人单位的义务。中国人民解放军参照执行本法的办法,由国务院、中央军事委员会制定。

第八十七条 对医疗机构放射性职业病危害控制的监督管理,由卫生行政部门依照本法的规定实施。

第八十八条 本法自 2002 年 5 月 1 日起施行。